문신을 지우다

문신을 지우기 시작하고 15년의 경험이 쌓이면서,
문신에 시간이라는 개념을 추가해서 긴 시간 곰곰이 생각해 보았다.

그랬더니 일반인의 눈높이에서 더 많은 이야기를 하고 싶어졌다.

차례

문신을 지우다

여는 글 — 04

문신에 대하여

문신이란? — 12
문신 잉크의 성분에 대하여 — 13
문신에는 어떤 것이 있을까? — 16
문신은 안전한가? — 17
그래서 문신에 대한 규제는 필요하다. — 28

현대인의 문신시술

다시 문신하는 사람이 많아지는 이유 — 50
반영구 화장도 문신인가요? — 52
더 안전한 방법에 대한 제안 — 53
문신 산업의 활성화 방향은 이래야 한다. — 55

사람들이 문신을 하는 이유에 대한 시대적, 사회적 고찰

사람은 언제부터 문신을 했을까? — 38
문신 시술을 받는 개인은 어떤 사회적, 심리적 상태일까? — 42
문신을 혐오하는 현상에 대해서 — 43
의학적인 관점에서 문신 — 44

"나 다시 돌아갈래!"

문신을 제거하는 방법들 — 58
문신을 한 사람도 늙어간다. — 63
사회와 시간 속에서의 문신 — 65
그래도 완전히 지우기는 어렵다. — 69

닫는 글 — 76

여는 글
(여배우, 문신, 그리고 시간)

많은 피부과 전문의처럼 문신을 지우는 일을 하다 보면 다양한 사연을 가진 환자를 보게 된다. 가끔은 진료실에서 반년 뒤 면접이 있기 때문에 문신을 지워달라고 오는 환자들도 만나게 된다. 보통 프로페셔널 문신은 1년 정도 레이저로 치료하면 흐려지기는 하지만 흐릿한 흔적이 그 자리에 여전히 남아 있는 경우가 많다. 오히려 지저분해 보인다고 불평하는 환자들도 종종 있다. 대부분의 경우 프로페셔널 문신 환자는 당일 흐려진 문신을 컨실러 등으로 가리고 면접을 보게 된다. 이렇게 우리가 생각하는 것보다 문신의 치료는 완전하지도 않으며, 시간이 오래 걸린다.

2024년 어느 평범한 초여름 아침, 젊은 여자 연예인의 문신에 대한 신문 기사를 읽었다. 몸의 문신을 2,000만 원이나 들여서 지웠다고 했는데, 다시 또 전신 문신을 했다는 소식이었다. 사실 그 연예인이 최종적으로 문신을 제거한 후의 사진이 실린 뉴스를 봤을 때 어느 정도는 예상한 결말이었다. 프로페셔널 문신은 반영구 화장에 비해서 제거하기가 매우 어렵다. 시술자가 높은 밀도로 많은 잉크를 잘 번지지 않게 주입하기 때문이다. 아마도 그 기사 속의 연예인은 제대로 지워지지 않아서 얼룩덜룩한 피부를 컨실러 등으로 가리는 것보다는 흐려진 이전 문신 위에 다시 새 문신을 새기는 것을 선택한 것으로 생각된다. 마지막 뉴스의 사진에서 문신이 매우 예쁘게 잘 되었다는 느낌을 받았다. 파파라치를 피해서 지우다가 만 것 같은 문신의 지저분한 흔적을 항상 긴 옷이나 컨실러로 가릴 수는 없다. 문신 제거를 시행한 담당 의사도 레이저를 계속해도 100% 없어진다는 확신을 그녀에게 줄 수 없었을 것이다. 지저분한 문신의 흔적으로는 청순한 역할의 배역도, 강렬한 이미지를 가진 역할도 맡기가 어려울 것이다. 그래서 더 화려한 문신으로 기존의 문신을 덮어버리는 것은 지금 당장 괜찮은 선택일 수 있다.

하지만 여기에 시간의 흐름을 더하면 어떻게 될까?

현존하는 문신에 사용되는 안료는 무려 사람의 인체에 주입하는 물질이지만 그 안정성에 있어서 적절하게 테스트가 이루어지지 않았다. 의약품의 경우는 주 치료 성분 이외에도 생산 과정에서 발생하는 첨가 물질의 발암성까지 모니터링하면서 발암 성분이 검출되는 경우에는 해당 약물의 허가를 취소하기까지 한다. 하지만 문신의 잉크는 화장품으로 분류되어 최소한의 안전성만 검사한다. 문신을 한 사람의 건강을 위해서는 문신의 안료도 의약품과 같은 수준으로 재료와 생산 공정, 부산물의 관리가 엄격하게 이루어져야만 한다.

위 뉴스가 나오기 조금 전에, 문신을 하면 암의 발생이 20%가 증가한다는 제목으로 나온 의학 뉴스도 있었다. 너무 높은 수치라서 놀라서 해당 뉴스가 인용한 논문을 찾아보니, 악성림프종 환자와 대조군을 비교하였더니 악성림프종 환자에서 문신을 받은 비율이

21%로 대조군의 18%보다 높았다는 내용이었다. 악성림프종의 유병률을 고려하면 너무 과장된 기사였다. 하지만, 문신과 암의 관계에 대해서는 계속 연구가 진행되어 오고 있다. 이는 문신에 사용되는 안료의 성분이 발암성에 대한 위험이 있고, 시간이 흐르면서 이들이 대사가 되는 과정에서 만들어지는 물질들이나 태양에 의해서 피부에서 서서히 분해되는 과정에서 변성되는 물질들, 레이저 치료에 의해서 잉크가 부서지면서 새로 생성되는 물질 중 발암성이 있다고 확인되는 것들이 많이 알려져 있기 때문이다.

조금은 슬픈 이야기지만 모든 사람은 다 늙어간다. 눈썹 문신을 예로 설명을 해 보겠다. 나이가 들면 눈썹과 눈 사이의 거리가 멀어진다. 그래서 이전의 문신을 지우고 새로운 눈썹을 그리고자 하는 고령의 여자 문신 제거 환자들이 많다. 또한 이전에 유행하던 우아한 아치를 그리는 가늘고 유려한 눈썹 문신의 형태는 지금 유행하는 심플한 직선 형태인 눈썹의 모양과 다르다. 또한 20년 전에 새긴 눈썹 문신은 나이가 들면서 검은색 안료가 태양의 자외선과 가시광선, 체내 대사 과정의 결과로 푸르스름한 색으로 변했다. 세월이 지나 아름다웠던 눈썹 문신은 지워야 할 것이 되어 버렸다.

마지막으로 문신 시술을 결정하기에 앞서 향후 개인의 사회적인 지위나 생각의 변화가 있을 수도 있음을 고려할 필요도 있다. 10년쯤 전에 부산의 유명한 조직을 나타내는 문신을 한 중년의 남자가 이를 제거하고자 내원한 적이 있다. 그 문신을 할 때는 그 조직의 일원임이 자랑스러웠지만, 이제는 한 아이의 아버지로서는 팔의 문신을 감추고 싶었을 것이다. 로스쿨에 입학하기 전에 손목의 문신을 제거하고자 하는 20대 남자 환자도 있었다. 혹시나 입시 면접을 볼 때 문신으로 인해 감점이 있을까 걱정하기에 치료를 받고자 했다. 10년도 더 전에 대학병원에서 조교수로 근무하던 시절에, 직업 군인이 되고자 하는 환자 팔의 큰 문신을 수술로 한 번에 절제해 드린 젊은 남자 환자도 기억이 남는다. 흉터는 문제가 되지 않지만, 직업 군인의 길을 선택한 자신에게 1달 뒤 문신은 절대로 있어서는 안 된다는 환자였다. 이후에도 면접이나 결혼 등을 앞두고 제한된 시간에 문신을 꼭 제거하고 싶다고 많은 환자를 병원에서 만났다. 15년이 넘는 시간 동안 그분들의 문신을 치료해 주면서 공통으로 들은 말은 다음과 같다.

"이렇게 힘들 줄 몰랐어요."

"이럴 줄 알았으면 하지 않았을 거예요."

서종근

추천의 글

안녕하십니까? 대한피부과의사회 회장 조항래입니다.

먼저, 서종근원장의 "문신을 지우다" 출간을 진심으로 축하합니다.

문신은 인류의 오랜 역사 속에서 다양한 문화와 사회적 의미를 지니고 발전해 왔습니다. 그러나 그 이면에는 우리가 고려해야 할 부작용과 사회적 문제들이 존재하며, 이는 우리 사회가 책임감 있게 다루어야 할 중요한 문제입니다.

오랜 시간 문신 시술 분야에서 쌓아오신 풍부한 경험과 깊이 있는 전문 지식을 바탕으로, 현대 사회에서 점점 더 중요한 이슈로 자리 잡고 있는 문신에 대한 포괄적인 내용을 책으로 엮어 주셨습니다. 이는 단순한 정보의 제공을 넘어, 문신을 둘러싼 여러 측면을 균형 잡힌 시각에서 조명하며, 우리 모두에게 귀중한 교훈과 생각할 거리를 던져줍니다.

이 책을 시술자의 관점이 아니라, 피시술자의 관점에서 읽으면서, 문신을 시술하고, 지우고 하는 과정 중에 간과해서는 안 될 중요한 부분에 대해 다시 한번 깊게 되돌아볼 수 있는 기회를 가질 수 있었습니다.

이 책은 단순히 문신의 미적, 문화적 측면만을 다룬 것이 아니라, 문신이 지닌 의료적, 사회적, 그리고 심리적 측면을 과학적이고 객관적인 시각으로 분석한 점에서 매우 귀중한 자료라고 생각합니다. 특히 문신 잉크의 성분과 안전성, 문신 부작용 발생에 대한 규제의 필요성 등은 문신 시술을 고려하거나 이미 시술을 받은 사람들에게 필수적인 정보를 제공하고 있습니다. 또한 문신이 역사적, 사회적 맥락에서 어떻게 자리 잡아왔는지에 대한 고찰은 문신에 대한 이해를 한층 더 깊게 만들어줄 것입니다.

이 책은 특히, 문신의 제도적 관리의 필요성에 대한 내용은 우리가 앞으로 나아가야 할 방향을 제시하고 있습니다. 문신은 자기의 생각과 개성을 표현하는 방법으로 쓰이기도 하고 자신이 부족한 부분을 채우기 위해서 쓰이기도 합니다만 문신 시술의 침습성과 그에 의한 부작용 발생 가능성 그리고 염료의 유해성 때문에 매우 선택적으로 쓰여야 합니다. 대한피부과의사회는 과거 수십 년 전부터 이러한 문신의 위험성을 알려 왔고, 새로운 대안을 제시하는 데 큰 노력을 기울이고 있고 앞으로도 그럴 것입니다.

개인의 표현 수단인 문신이 더 안전하고, 신중하게 이루어질 수 있도록 하는 제도적 장치의 필요성을 저자님께서 강조하신 것은 매우 시의적절한 제안이라고 생각합니다.

현대인이 문신을 선택하는 이유부터 문신 제거의 어려움까지, 문신 시술에 관한 모든 측면을 다룬 이 책은 앞으로 문신 시술에 대한 인식을 변화시키고, 문신시술이 더 안전하고 책임 있는 방향으로 나아가는 데 크게 기여할 것으로 확신합니다.

이 책이 많은 독자들에게 읽혀, 문신에 대한 올바른 이해와 인식을 확산시키는 데 큰 역할을 하길 바랍니다. 다시 한번 문신에 대해 올바른 이해를 할 수 있도록 큰 도움을 주는 훌륭한 책을 저술해 주신 서종근 원장님께 특별히 깊은 감사의 말씀을 드리며, 앞으로의 활동에 무한한 성공과 발전이 있기를 기원합니다.

다시 한번, 책의 출간을 진심으로 축하합니다.

감사합니다.

대한피부과의사회 회장 **조항래**

추천의 말

알고 있는 전문 지식을 전문가에게 설명하는 것은 그다지 어렵지 않다. 반면, 비전문가가 알기 쉽게 전문지식을 풀어서 잘 설명하는 것은 간단하지 않다. 나도 피부과 전문의로서 진료실에서 마주치는 다양한 경우에 적절한 비유를 섞어가며 늘 쉽게 설명하며 이해시키려 하지만 때로는 벽에 부딪힌다. 학회활동을 하며 저자를 처음 알게 된 지 벌써 10년이 훌쩍 넘었다. 그는 열정이 가득한 도시 부산에서 자란 의사로 사석에선 한없이 유머러스하지만, 학구적 욕망과 실천력은 그 누구에게도 뒤지지 않는다. 흔히 문신은 하는 것보다 지우는 것이 훨씬 더 어렵다고 하고 사실 상당히 어렵다. 어릴 때 노트에 연필로 썼다 지우개로 지우고 나면 어딘가 연필의 흔적도 남고 노트 표면에도 변화가 생긴다. 피부도 그렇다. 문신을 지우려 내원한 사람은 문신을 100% 흔적 없이 없애려는 목적으로 오지만, 현실은 다르다. 저자는 전문가인 피부과 전문의와 문신 제거에 관심 있는 일반인 사이를 가장 잘 연결해 줄 적임자라고 생각한다. 우리가 몰랐던 문신의 여러 가지 유해성과 치료의 발전까지 다양한 궁금증을 속 시원히 풀어준 저자의 노력에 감사드린다.

남산자락 아래에서 **이 근 수**

(피부과 전문의, 『프락셔널레이저의 이론과 실제』 공동 저자)

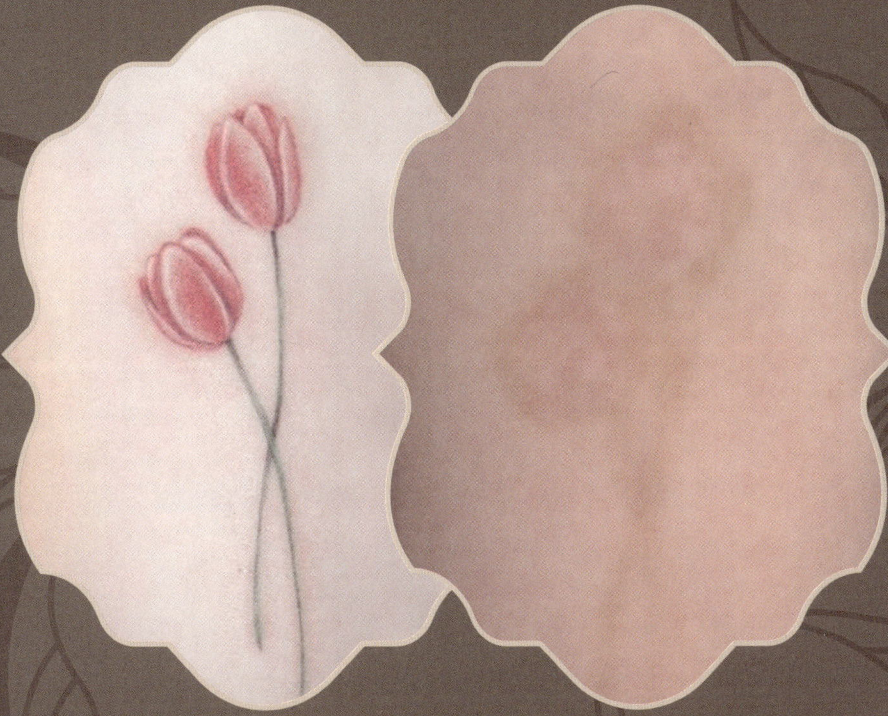

문신을 지우기 시작하고 15년의 경험이 쌓이면서,

문신에 시간이라는 개념을 추가해서 긴 시간 곰곰이 생각해 보았다.

그랬더니 일반인의 눈높이에서 더 많은 이야기를 하고 싶어졌다.

문신에 대하여

문신이란?

문신 잉크의 성분에 대하여

문신에는 어떤 것이 있을까?

문신은 안전한가?

그래서 문신에 대한 규제는 필요하다.

문신에 대하여

문신이란?

문신은 피부에 영구적으로 색소를 주입하여 다양한 형태의 그림, 문양, 글자 등을 새기는 행위를 말한다. 문신은 미용, 종교, 문화적 상징, 사회적 신분 표시 등 다양한 목적으로 이루어질 수 있으며, 전 세계 다양한 문화에서 발견된다.

문신의 색소는 다양한 색상으로 피부 진피층에 주입되어 영구적으로 남게 된다. 과거에는 천연 재료로 만든 색소를 사용했으나 현재는 합성 색소로 만들어진 잉크를 사용한다. 문신 디자인은 매우 다양하며, 개인의 취향, 문화적 배경, 상징적 의미 등에 따라 다르다. 문신사는 고객의 요청에 따라 맞춤형 디자인을 제공하거나, 기존의 도안을 사용하여 문신을 새기게 된다. 문신을 새길 때는 고대에는 대나무 바늘이나 뼈 등을 사용했으나 현재는 주로 전기 모터로 빠르게 진동하며 바늘을 통해 색소를 주입하는 문신 기계를 이용한다.

그럼, 문신 안료의 색소들이 쉽게 분해되어 사라지지 않고 계속 그 자라에 남아 있을 수 있는 이유는 무엇일까? 우리의 몸은 외부에서 이물질이 유입되면 면역체계가 반응하게 된다. 우선 대식세포가 외부로부터 유입된 잉크 입자를 포식하려고 하지만, 안료의 입자는 비교적 크기 때문에 대식 세포가 이를 완전히 포식하여 제거하지 못한다. 또한 문신 잉크는 다양한 금속 산화물, 유기 염료 등의 안정적인 화합물로 구성되어 있다. 또한 문신 시술의 목표가 되는 진피층은 세포 재생 주기가 표피층의 2~4주와 달리 훨씬 느리기 때문에 문신 잉크가 피부에서 쉽게 사라지지 않고 계속 남아 있을 수 있다.

빛은 여러 파장의 빛으로 구성되어 있으며, 이 빛이 물체에 닿았을 때 물체는 특정 파장의 빛을 흡수하고 나머지 파장을 반사한다. 우리의 눈은 그 반사된 빛의 색을 인지하게 된다. 문신에 사용되는 안료는 각기 다른 화학적 구조로 되어 있다. 이 구조는 특정 파장의 빛을 흡수하고, 그 외의 파장은 반사한다. 예를 들어, 빨간색 안료는 주로 파란색과 녹색 파장을 흡수하고, 빨간색 파장을 반사한다. 이 반사된 빛이 눈에 들어와 빨간색으로 인식된다. 빛의 삼원색인 빨강, 노랑, 파랑의 세 스펙트럼의 빛 모두가 반사되면 흰색으로, 모든 가시광선이 흡수되면 검은색으로 보이게 된다. 여러 색의 안료가 섞이면, 이들 각각이 반사하는 빛이 합쳐져 다양한 색을 눈에서 인식하게 된다. 빨간색과 파란색 안료가 가까이 배치되거나 혼합될 경우, 이 두 색이 결합하여 보라색으로 인지될 수 있다. 하지만, 각 안료는 투명성이 다르기 때문에, 안료의 농도에 따라 색이 다르게 보일 수 있고 서로 빛의 반사와 굴절 과정에서 간섭을 통해 특정 색의 강도가 더 강하게 보이거나 약하게 보일 수 있다.

문신 안료는 피부 속에 위치하므로 빛이 들어가면서 산란하여 여러 방향으로 퍼지게 된다. 문신 잉크에 반사된 빛은 다시 주위 피부 조직에서 일부 산란, 흡수된 후 피부 밖으로 나와 우리 눈에 도달하여 특정 색으로 인식된다. 그래서 피부 자체의 색과 두께도 문신의 색을 인지하는 데 중요한 역할을 한다. 예를 들어, 피부가 어두운 사람의 경우, 가시광선의 일부가 표피의 멜라닌 색소에 의해 흡수되어 문신 색상이 그 색이 변조될 수 있다. 또, 더 깊게 위치한 안료는 피부의 상층부를 통해 빛이 통과하며 다소 푸른 색조로 보일 수 있다. 이렇게 피부의 깊은 곳에 있는 물질이 푸른색으로 보이는 현상은 틴들 효과(Tyndall effect)로 설명할 수 있다. 짙은 색상의 안료는 더 많은 빛을 흡수하고, 그 결과 더 어두운 색으로 인식된다. 이 사실을 이용하여 우리는 문신에 명암을 표현할 수 있다.

피부 속 진피층에 위치한 문신 잉크는 빛의 흡수, 반사, 산란, 간섭 등의 과정과 문신 시술을 받은 사람의 생물학적 요인이 복합적으로 작용하면서 다양한 색상과 명도, 채도로 우리 눈에 인지되게 된다. 이런 물리적인 특성을 잘 이용하면 예술적인 문신을 더 잘 표현할 수 있다. 하지만 우주의 질서를 설명하는 물리의 법칙과 달리 시술을 하고 받는 사람이 시간의 흐름에 영향을 많이 받는 생물이라는 점과 사회 속에서 상호작용을 하면서 살아가는 사람이라는 점을 잊으면 안 된다. 시술을 받는 사람의 심리적인 변화가 생길 수도 있고, 주입된 잉크가 인체 내에서 분해의 과정을 거치기도 한다. 피부 자체도 진피의 유두상 돌기가 얇아지는 식으로 시간이 지나면서 구조적인 변화를 거친다. 시간은 모든 것을 변하게 한다.

문신 잉크의 성분에 대하여

일반적으로 문신의 잉크는 높은 기준의 안전성을 가져야 하며, 풍부한 색상을 나타내며, 유동성 및 침전물이 없어야 한다. 또한, 아티스트의 작업 흐름이나 소비자 안전에 영향을 미치지 않으면서 오래 지속되어야 한다. 문신 잉크는 색소(pigments)와 매개체(carriers)의 다양한 화학 성분으로 구성되어 있다. 색상을 결정하는 잉크 성분은 무기 화합물과 유기 화합물로 나눌 수 있다. 매개체는 잉크의 특성을 결정하며, 결합제, 용매 및 첨가제 등이 여기에 속한다.

1 색소(Pigments)

색소는 문신 잉크의 주요 성분으로, 다양한 화학 물질이 사용된다. 색소는 무기 화합물과 유기 화합물로 나눌 수 있다.

무기 화합물은 일반적으로 금속 산화물과 금속염으로 이산화타이타늄, 산화철, 산화크롬 등이 있다. 내구성이 높고 안정적이지만, 불투명하며 잠재적 불순물이 있다는 특성이 있다.

검은색

· 탄소 검정(Carbon Black, C.I. 77266): 주로 불완전 연소된 탄소 입자로 구성된다. 높은 농도와 안정성을 자랑하며, 가장 흔히 사용되는 검은색 성분이다.

· 철 산화물(Fe_3O_4): 내구성과 안정성이 뛰어난 검은색 성분으로, 산화철을 기반으로 한다.

흰색

· 이산화타이타늄(Titanium Dioxide, TiO_2): 매우 밝고 불투명한 흰색 성분으로, 안정성과 내구성이 뛰어나다.

· 아연 산화물(Zinc Oxide, ZnO): 피부 자극이 적고 밝은 흰색을 제공한다.

빨간색

· 철 산화물(Ferric Oxide, Fe_2O_3): 자연적으로 발생하는 빨간색 성분으로, 내구성이 좋고 안정적이다.

· 산화크롬: 둔한 색조로 인해 영구 메이크업에 사용된다.

· 카드뮴 설파이드(Cadmium Sulfide, CdS): 노란색이나 밝은 빨간색을 제공하며, 내구성이 뛰어나지만 독성이 있을 수 있어 사용에 주의가 필요하다.

노란색

· 철 산화물(Yellow Ocher, Fe_2O_3): 안정적이고 자연스러운 노란색을 제공한다.

파란색

· 코발트 알루미늄 산화물(Cobalt Blue, $CoAl_2O_4$): 매우 안정적이고 내구성이 높은 파란색 성분이다.

· 철 청화물(Ferric Ferrocyanide, $Fe_4[Fe(CN)_6]_3$): 짙고 선명한 파란색을 제공한다.

초록색

· 크롬 산화물(Chromium Oxide, Cr_2O_3): 안정적이고 내구성이 높은 초록색 성분이다.

· 니켈 산화물(Nickel Oxide, NiO): 밝고 선명한 초록색을 제공한다.

유기 화합물은 탄소 기반의 화합물로, 다양한 색상을 제공하며 무기 안료보다 더 밝지만 분산성이 떨어진다. 여기에는 아조 안료와 다환 안료가 포함된다.

· 아조 안료: 문신 잉크에 널리 사용되는 아조기가 포함되어 있다.

· 다환 안료: 비균일한 종류로 복잡한 고리 시스템을 가진 프탈로사이아닌과 같은 안료가 포함된다.

· 카본 블랙: 문신 잉크에 대한 높은 적합성으로 인해 일반적으로 사용되며, 크기와 분산성이 다양하고 잠재적인 PAH(polycyclic aromatic hydrocarbons, 다환 방향족 탄화수소) 불순물이 있다.

2 매개체 (Carriers)

매개체는 색소를 피부에 고르게 분포시키고, 잉크의 유동성을 유지하며, 소독제 역할을 한다. 또한 건조 특성, 점도 및 분산성을 조정도 한다.

· 글리세린(Glycerin): 보습 효과가 있어 피부에 부드럽게 잉크를 전달한다.
· 에탄올(Ethanol): 살균 효과가 있으며, 잉크의 점도를 낮춰 주입을 용이하게 한다.
· 정제수(Purified Water): 잉크를 희석하여 적절한 농도로 만든다.
· 프로필렌글리콜(Propylene Glycol): 용매 역할을 하며, 잉크가 피부에 잘 스며들도록 돕는다.
· 아이소프로필 알코올(Isopropyl Alcohol): 살균제 역할을 하며, 피부 표면을 깨끗하게 한다.

3 기타 성분

문신 잉크에는 다양한 부가 성분이 포함될 수 있다. 이는 잉크의 안정성, 보존성, 사용감을 개선하기 위한 것이다. 안료 분산을 위한 계면활성제, 침전을 방지하기 위한 증점제, 미생물 부패를 방지하기 위한 방부제가 포함된다. 계면활성제의 예로는 표면 장력을 조절하는 데 사용되고 실리카와 같은 증점제는 구조적 점도를 향상시킨다.

· 바인더: 안료 입자를 함께 결합하고 문신 바늘에 결합하는 비휘발성 화합물이다. 일반적인 바인더에는 폴리에테르, 폴리비닐피롤리돈 및 블록 공중합체가 있다.
· 안료 분산제: 계면활성제로 표면장력을 조절하여 색소 입자가 고르게 분산되도록 돕는 역할을 한다.
· 보존제: 잉크의 유통기한을 연장하고, 미생물의 성장을 억제한다. 예를 들어, 페놀(Phenol), 벤조산(Benzoic Acid) 등이 사용된다.
· 결합제: 잉크 성분이 피부에 고정되도록 돕는 역할을 한다.
· 정점제: 실리카 같은 물질로 구조적 점도를 향상시켜서 침전을 방지한다.
· 피부 보호제: 시술 중 피부를 보호하고 자극을 줄이기 위해 사용된다. 알로에 베라(Aloe Vera), 판테놀(Panthenol) 등이 포함될 수 있다.
· 필러: 일반적으로, 무기물로 저장 특성에 영향을 미치는 데 사용된다. 실리카와 황산바륨은 안료 분산과 침전물 방지에 도움이 된다.

이렇게 많은 성분으로 구성된 문신 잉크는 바늘을 통해 피부로 주입된 후 매우 긴 시간 동안 체내에 머무르기 때문에 여러 가지 문제를 야기할 수 있다. 따라서, 불순물에 대한 일관된 품질 관리 및 테스트가 중요하다.

문신에는 어떤 것이 있을까?

문신은 목적이나 시술자에 따라 여러 가지로 분류될 수 있다. 여기서는 문신을 전문가 문신, 아마추어 문신, 치료적 문신, 미용적 문신, 외상성 문신으로 나누어 살펴보겠다.

1 전문가 문신

전문가 문신은 훈련된 문신 아티스트에 의해 전문적인 환경에서 수행되는 문신이다. 리얼리즘 문신, 수채화 문신, 블랙워크 등 다양한 스타일의 문신을 정교하고 세밀한 디자인으로 다양한 스타일과 색상을 이용하여 피부에 새긴다. 문신 아티스트는 그림, 디자인, 피부의 생리학에 대한 전문 지식을 가지고 있어, 원하는 결과를 비교적 정확하게 구현할 수 있다. 상당수는 철저한 위생 관리와 안전한 작업 환경에서 진행되며, 일회용 바늘과 고품질의 멸균된 장비가 사용된다.

2 아마추어 문신

아마추어 문신은 전문적인 훈련을 받지 않은 개인이 수행하는 문신이다. 보통 집이나 전문적이지 않은 환경에서 이루어지며, 장비나 기술이 전문적이지 않을 수 있다. 친구나 가족이 집에서 해주는 문신, 문신 키트로 직접 새긴 문신 등이 이에 해당한다. 디자인의 정교함이나 품질이 낮을 수 있으며, 문신의 결과가 예측 불가능할 수 있다. 전문적인 타투 머신 대신 간단한 도구가 이용되며, 위생적인 조건이 제대로 갖추어지지 않을 가능성이 높아, 시술 부위의 감염 위험이 높다.

3 치료적 문신

의학적인 목적으로 이루어지는 문신으로 외과적 수술 후 재건, 질병 치료를 목적으로 한다. 유방 재건 수술 후 유두 복원 문신, 탈모 환자의 두피 문신, 백반증 환자의 피부 색소 보완 문신, 당뇨병 환자의 의료 경고 문신 등이 이에 해당한다. 외관을 복원하거나 의학적 정보를 제공하는 것이 목적이므로 피부의 자연스러운 외관을 복원하기 위해 높은 수준의 정밀도가 요구된다. 의료인에 의해 의료기관에서 시술되어야 하는 것이 원칙이지만, 전문 문신 아티스트에 의해 전문 문신 시술소에서 진행되는 경우가 흔하다.

4 미용적 문신(반영구 화장)

미용적 문신은 미용 목적으로 화장을 대신하거나 외모를 개선하는 목적하는 문신이다. 눈썹 문신, 아이라인 문신, 입술 착색 문신 등이 이에 해당한다. 보통 반영구적으로 색소를 주입하여 시간이 지나면서 점차 흐려질 수 있으며, 주기적인 터치업이 필요할 수 있다. 얼굴과 같은 민감한 부위에 시술되므로, 정밀하고 섬세한 기술이 요구된다.

5 외상성 문신

외상성 문신은 의도치 않게 외상이나 사고로 인해 피부에 이물질이 박혀 색소가 남는 경우이다. 사고로 인해 아스팔트나 금속 조각이 피부에 박혀 생긴 문신이나 폭발이나 화재로 인한 외상 후 잔여 색소로 인한 문신이 이에 속한다. 학교에서 연필심에 찔려서 흑연 가루가 피부에 박히게 되는 경우도 이에 해당한다. 디자인이나 의도가 없이 발생하므로, 문신의 모양이 불규칙적이고 예측 불가능하다. 위생적인 절차 없이 발생하므로 감염의 위험이 있으며, 흉터가 흔히 동반된다.

문신은 안전한가?

문신 시술 이후 창상의 치유과정

문신은 피부에 바늘을 이용해 잉크를 주입하는 과정에서 작은 상처를 발생시킨다. 이 상처가 치유되는 과정은 여러 단계로 이루어지며, 각 단계에서 적절한 관리가 필요하다. 초기에는 염증과 출혈을 관리하고, 중기에는 각질 형성과 색소 정착을 돕는 보습 관리가 중요하다. 장기적으로는 피부의 완전한 치유와 안정화를 위해 자외선 차단과 생활 습관 관리가 필요하다. 이렇게 바늘을 통해 잉크를 주입하는 과정에서 생긴 작은 상처를 잘 관리해야 문신의 색상과 형태를 오래도록 유지할 수 있다. 또한 바늘이 피부를 반복적으로 찌르는 과정 자체만으로도 피부에 흉터를 유발할 수 있으므로 문신 시술에는 특별한 주의가 필요하다.

1 초기 치유 단계 (1~2주)

문신 시술 직후에는 약간의 출혈이 있을 수 있다(1~2일). 이는 바늘이 피부를 찔러 잉크를 주입하는 과정에서 발생하는 자연스러운 반응이다. 염증 반응으로 피부가 붉어지고 약간 부을 수 있다. 이는 몸이 상처를 인식하고 치유 과정을 시작했음을 나타낸다.

이후 염증이 가라앉으면서 피부가 진정된다(3~7일). 이 시기에는 감염 예방을 위해 상처 부위를 청결하게 유지하고, 항생제 연고를 바르는 것이 중요하다. 문신 부위에 각질이 형성되기 시작하며, 이는 상처가 아물고 있다는 신호이다.

2 중기 치유 단계 (2~4주)

각질이 벗겨지면서 새 피부가 드러난다. 이 과정에서 가려움증이 생길 수 있지만, 긁지 않도록 주의해야 한다. 새로 형성된 피부를 촉촉하게 유지하기 위해 보습제를 사용하는 것이 중요하다. 피부가 건조해지면 치유 과정이 더디게 진행될 수도 있다.

잉크가 피부에 정착하면서 문신의 색상이 더 선명해진다. 이 과정에서 일부 색소가 피부 표면으로 배출될 수 있으나, 이는 자연스러운 현상이다. 상처 부위의 피부가 재생되면서 탄력과 강도가 회복된다.

3 장기 치유 단계 (1~3개월)

문신 부위의 피부가 완전히 안정화되면서 문신의 최종적인 모습이 드러난다. 이 시기에는 문신의 색상과 선명도가 안정된다. 그리고 피부의 탄력이 회복되면서 문신이 자연스럽게 보이게 된다.

문신 시술 후 치유 과정에서의 주의사항은 다음과 같다. 우선 문신 부위를 청결하게 유지하기 위해 항균 비누로 부드럽게 씻어야 한다. 손을 깨끗이 씻는 것도 중요하다. 초기 치유 단계에서는 상처를 보호하기 위해 붕대나 특수 보호 필름을 사용할 수 있다. 감염을 예방하기 위해 문신이 완전히 치유될 때까지 수영이나 물에 오래 담그는 활동을 피해야 한다. 또한, 과도한 땀이나 마찰도 문신 부위에 자극을 줄 수 있으므로 운동량을 조절해야 한다. 피부가 건조해지지 않도록 보습제를 정기적으로 발라야 하며 무향, 무알레르기 제품을 사용하는 것이 좋다. 이때 지나치게 많은 보습제 사용은 오히려 상처 치유를 방해할 수 있으므로 적당량을 사용하는 것이 중요하다. 자외선은 피부 손상을 일으켜 문신의 색이 바래게 할 수 있으므로, 문신 부위를 햇빛에 노출시키지 않아야 한다. 따라서 햇빛에 노출될 가능성이 있을 때는 SPF가 수치가 높은 자외선 차단제를 사용해야 한다.

문신 시술 후 시간의 경과에 따른 문신 잉크 성분의 변화

문신 시술 후, 자외선 노출, 피부의 재생 과정, 잉크 성분의 화학적 특성 등에 의해 피부에 주입된 잉크는 시간이 지남에 따라 여러 가지 화학적, 물리적 변화를 겪는다. 이러한 변화는 문신의 색상, 선명도, 형태 등에 영향을 미칠 수 있다.

1 초기 변화 (시술 후 몇 주)

문신 잉크는 바늘을 통해 피부의 진피층에 주입된다. 주입된 잉크 입자는 크기와 성분에 따라 피부 조직에 흩어져 자리 잡는다. 이후 피부는 잉크를 이물질로 인식하여 면역 반응을 일으킨다. 대식

세포가 잉크 입자를 포식하려 하지만, 대부분의 입자는 너무 커서 완전히 제거되지 못한다. 하지만, 소량의 일부 잉크는 림프절로 이동하기도 한다.

주입된 잉크 입자는 상처가 치유되는 동안 물리적으로 안정화된다. 상처가 치유되면서 잉크 입자는 비교적 고정된 위치에 자리 잡게 된다. 초기에는 피부의 부기와 염증 때문에 문신이 더 진하게 보일 수 있다. 상처가 치유되면서 잉크의 색상이 서서히 안정된다.

2 중기 변화 (수개월에서 수년)

잉크의 금속 성분(예: 철, 크롬)이 산화와 환원 반응을 겪으면서 색상에 변화를 일으킬 수 있다. 예를 들어, 검은색 잉크에 사용되는 산화철은 시간이 지남에 따라 붉게 변할 수 있다. 가시광선과 자외선(UV) 노출은 잉크의 화학적 결합을 깨뜨릴 수 있다. 이는 잉크 입자의 분해를 촉진하여 색상 퇴색을 일으킬 수 있다. 이는 밝은 색상의 잉크(예: 빨강, 노랑)가 더 빠르게 퇴색되는 원인이다.

피부의 자연 재생 과정에서 잉크 입자가 약간 이동할 수 있다. 따라서 시간이 지나면서 문신의 경계가 흐려지거나 번진 것처럼 보이게 된다.

3 장기 변화 (수십 년)

시간이 지남에 따라 모든 색상의 잉크는 일정 부분 퇴색된다. 이는 주로 자외선 노출과 피부의 자연적인 재생 과정 때문이다. 잉크는 시간이 지남에 따라 서서히 피부 표면으로 배출되거나 대식세포에 의해 이동되면서 색이 옅어진다. 특정 색상의 잉크는 화학적 분해를 겪으면서 원래 색상에서 변할 수도 있다. 예를 들어, 초록색 잉크가 파란색으로 변하거나, 붉은색 잉크가 갈색으로 변할 수 있다.

4 문신의 색상 변화를 최소화하기 위한 방법

문신 부위에 자외선 차단제를 발라 자외선 노출을 최소화하는 것이 필요하다. 이는 잉크의 화학적 분해와 색상 퇴색을 줄이는 데 도움이 된다. 그리고, 문신 부위를 덮는 옷을 입어 자외선 노출을 줄일 수 있다.

피부를 촉촉하게 유지하면 잉크가 더 오랫동안 선명하게 유지될 수 있다. 보습은 피부의 건강을 유지하고, 잉크 입자의 이동을 줄이는 데 도움이 된다.

시간이 지나면서 문신의 색상이 퇴색하면 정기적인 터치업을 통해 색상을 보강할 수 있다. 터치업은 문신의 선명도를 유지하는 데 도움이 된다. 하지만 피부에 섬유화된 흉터나 켈로이드 등 시술로 인한 흉터발생의 위험이 증가될 수 있고, 문신 잉크에 추가로 노출이 되는 안전성의 문제점도 있다.

문신 잉크 분해 생성물에 대한 안전성

문신은 점점 더 인기를 얻으면서 문신 잉크와 분해 산물의 안전성에 대한 우려가 커지고 있다. 신 잉크에는 안료, 매개체, 방부제, 분산제 및 안료 생산 부산물이 복합적으로 혼합되어 있다. 이들 다양한 물질들이 바늘을 통해 피부 내로 주입된 후 햇빛이나 레이저 광선 등에 의해 광분해 되거나 인체의 신진대사 과정 중에 분해된다. 광분해에 대한 논문 11개와 문신 안료의 대사에 대한 논문 2개에서 문신 잉크의 분해 생성물 중에는 독성 및 발암성 화합물이 포함되어 있다고 하였다. 결국 문신 잉크와 그 분해 생성물은 잠재적 건강의 위협이 될 수 있다.

광분해

햇빛과 레이저 조사에 노출되었을 때 문신 색소는 광분해를 겪을 수 있으며, 잠재적으로 독성이 있는 화합물을 생성한다. 문신은 햇빛과 레이저 치료로 인한 색소 분해로 인해 시간이 지남에 따라 퇴색한다. UVA 및 UVB, 가시광선을 포함한 햇빛 노출은 시간이 지남에 따라 문신 색소를 분해할 수 있다. 문신 안료의 광분해는 사이안화수소 및 발암성 방향족 아민을 포함한 독성 화합물을 생성할 수 있다. 탉러시아닌, 퀴나크리돈, 디옥사진과 같은 색소는 광안정적이나, 아조 안료는 햇빛과 레이저 노출에 의해 쉽게 분해되어 2-아미노-4-나이트로톨루엔, 3,3'-다이클로로벤지딘, o-톨루이딘과 같은 독성 및 발암성 화합물을 형성한다.

시험관 내 연구에 따르면 햇빛과 레이저 노출 모두 색소를 독성물질이 생성되며 분해됨을 확인하였다. 또한 쥐에 대한 생체 내 연구에서 문신한 부위에 대한 레이저 조사에서 독성 화합물의 생성을 확인하였다. 하지만 햇빛에 의한 광분해는 레이저 조사와 유사한 독성 화합물을 생성하지만, 장기간에 걸쳐서 점진적으로 생성되며 그 농도도 낮다. Q-스위치 Nd:YAG 레이저로 대표되는 문신 제거 레이저는 색소의 광기계적(photomechanical) 및 광열적(photothermal) 분해를 일으켜 벤조니트릴, 아닐린, 벤젠 및 3,3'-다이클로로벤지딘 같은 더 크기가 작고 독성이 있는 분자를 생성할 수 있다.

대사 분해

문신 잉크는 색소, 용매 및 다양한 첨가제가 포함된 복잡한 혼합물로, 그중 가용성 성분은 빠르게 흡수, 대사 및 배출되는 반면, 색소는 진피에 영구적으로 남을 수 있도록 불용성의 비교적 안정화된 큰 분자들로 설계되어 훨씬 더 오랫동안 신체에 남아 있다. 하지만, 일부 문신 색소는 림프계를 통해 림프절로 이동하거나 잠재적으로 혈류로 유입될 수 있으며, 시간이 지남에 따라 신체 대사 분해 과정을 겪게 된다.

인체에 의한 문신 색소의 대사에 대한 연구는 제한적이다. 체내 연구에서는 림프절로의 안료 이동과 유해 화합물로의 잠재적 대사를 확인할 수 있다. 체외 연구는 분해 산물이 추가로 반응하기 때문에 연구에 한계가 있다. 사이토크롬 P450효소, 특히 CYP1A1 및 CYP1A2는 Pigment Yellow 74(PY 74)와 같은 특정 색소를 대사 한다. 문신 잉크는 림프절과 다른 장기로 이동하여 대사가 될 수 있다.

문신 안료 유형	문신 색소	광선 유형	분해 산물
아조	PY 74	태양 시뮬레이션	N-(2-methoxyphenyl)-3-oxobutanamide
아조	PO 13	레이저	1-Phenyl-3-methyl-5-pyrazolone
아조	PO 13	레이저	2-Aminobenzonitrile
아조	PO 13	레이저	2-Chloroaniline
아조	PO 13	레이저	3,3-Dichlorobiphenyl-4-amine
아조	PR 170	레이저	o-Phentidine
아조	PR 112	레이저	1-Amino-2-Naphthol
아조	PY 14	레이저	2-Methylacetoacetanilide
아조	PY 83, 98	레이저	4-Chloro-2,5-dimethoxyaniline
아조	PO 16	레이저	Acetoacetanilide
아조	PY 14, PR 112	레이저	o-Toluidine
아조	PO 5	태양광	1,2-Dihydroxynaphthalene
아조	PO 13	태양광	1-Phenyl-2,3-dimethyl-4-aminopyrazolon
아조	PO 5	태양광	B-naphthol
아조	PO 5	태양광	Trans-o-coumaric acid
아조	PY 74	태양 시뮬레이션	2-(Hydroxyimino)-N-(2-methoxyphenyl)-3-oxobutanamide
아조	PY 74	태양 시뮬레이션	N,N″-bis(2-methoxyphenyl)urea
아조	PO 13, 34, PY 14	레이저	3,3′-Dichlorobenzidine
아조	PR 170	태양 시뮬레이션, 레이저	4-Aminobenzamide
아조	PR 170	태양 시뮬레이션, 레이저	Benzamide
아조	PR 9	레이저	1-4-Dichlorobenzene
아조	PR 9	레이저	2-5-Dichloroaniline
아조	PR 22	태양광, 태양 시뮬레이션, 레이저	4-Nitrotoluene
아조	PY 14, PR 112	태양 시뮬레이션, 레이저	2-Methylformanilide
아조	PO 13, PY 14	태양 시뮬레이션, 레이저	3,3′-Dichlorodiphenyl
아조	PO 16	태양 시뮬레이션, 레이저	3,3′-Dimethoxydiphenyl
아조	PO 16	레이저	Formanilide

아조	PY 74	태양 시뮬레이션, 레이저	o-Acetoacetanisidine
아조	PY 14, PR 112	태양 시뮬레이션, 레이저	2-Methylacetanilide
아조	PR 170	태양광, 태양 시뮬레이션, 레이저	4-Hydroxybenzamide
아조	PR 170	태양광, 태양 시뮬레이션, 레이저	Naphthol AS
아조	PO 13	레이저	Phenyl isocyanate
아조	PR 22	태양광, 태양 시뮬레이션, 레이저	2-Methyl-5-nitroaniline
아조	PY 83, 97	태양광, 태양 시뮬레이션	4-Chloro-2,5-dimethoxyacetoacetanilide
아조, phthalocyanine	PO 13, PB 15	레이저	Hydrogen cyanide
아조, phthalocyanine, 기타	PO 13, PB 15, PY 138	레이저	Benzene
아조, phthalocyanine, 다환계, 기타	PO 13, PR 170, 254, PB 15, PV 19, PY 138	레이저	Benzonitrile
아조, 다환계	PR 170, PV 19	레이저	1-Cyanonaphthalene
아조, 다환계	PO 13, PV 19	레이저	Biphenyl
아조, 다환계	O 13, 16, PR 170, V 19	레이저	Aniline
아조, phthalocyanine, 기타	PO 13, PR 254	레이저	Chlorobenzene
기타	PR 254	레이저	3-Chlorobenzamide
기타	PR 254	레이저	3-Chlorobenzonitrile
기타	PR 254	레이저	4-Chlorobenzonitrile
기타	PY 139	레이저	Pentachlorobenzene
기타	PY 138	레이저	Hexachlorobenzene
기타	PY 140	레이저	Xylene
Phthalocyanine	PB 15	레이저	Biphenyldicarbonitrile
Phthalocyanine	PB 15	레이저	2-Butanone
Phthalocyanine	PB 15	레이저	Benzenedicarbonitriles
Phthalocyanine	PG 7	레이저	3,4-Dimethyl-2-hexene
Phthalocyanine	PG 7	레이저	2,4-Dimethyl-2-hexene
Phthalocyanine	PG 7	레이저	2,4-Dimethyl-1-hexene
Phthalocyanine	PG 7	레이저	5-Methyl-1-heptene
Phthalocyanine	PG 7	레이저	4-Methyl-1-heptene
Phthalocyanine	PG 7	레이저	3,5-Dimethyl-2-hexene
Phthalocyanine	PG 7	레이저	Heptilhexylether
Phthalocyanine	PG 7	레이저	1,2-Dimethyl-cyclohexane
Phthalocyanine	PG 7	레이저	2,2′-(Methylenebis(oxy))bispropane
Phthalocyanine	PG 7	레이저	2,2′-(Ethylidenebis(oxy))bispropane
Phthalocyanine	PG 7	레이저	1,2,3,5-Tetrachlorobenzene
Phthalocyanine	PG 7	레이저	3,4,5,6-Tetrachloro-1,2-benzonitrile
Phthalocyanine	PG 7	레이저	2,4,5,6-Tetrachloro-1,3-benzonitrile

Phthalocyanine	PG 7	레이저	2,4,6-Trichloro-1-benzonitrile
Phthalocyanine	PG 7	레이저	Pentachlorobenzene
Phthalocyanine	PG 7	레이저	Diethylphthalate
Phthalocyanine	PG 7	레이저	2,3,4,5-Tetrachlorobenzonitrile
Phthalocyanine	PG 7	레이저	1,3,7-Trichloronaphthalene
Phthalocyanine	PG 7	레이저	1,2,3,5-Tetrachloro-4-ethoxy benzene
Phthalocyanine	PG 7	레이저	2,3,5,6-Tetrachloro-1-phenol
Phthalocyanine	PG 7	레이저	Pentachlorobenzonitrile
다환계	PR 202	레이저	4-Chloroaniline

표 1 | 문신 잉크의 광분해 분해산물

건강 위험

문신 잉크로 인한 문제에는 감염, 알레르기 반응, 육아종, 심지어 육아종증과 같은 것이 흔하다. 하지만, 문신 색소의 장기적 안전성은 잘 연구되고 있지 않아 잠재적 건강 위험에 대한 우려가 제기되고 있다. 문신 색소의 분해에 대한 포괄적인 지식이 부족하고 사용할 수 있는 연구가 제한적임에도 불구하고, 방향족 아민 및 기타 독성 화합물과 같은 색소의 분해 산물은 발암성과 전신 독성을 포함한 심각한 건강 위험을 초래할 수 있음이 증명되었다. 따라서 장기적인 건강 영향에 대한 독성학 연구 및 더 안전한 색소 대체물을 찾기 위한 추가 연구가 필요하다. 또한 문신 산업은 화학 물질에 대한 피부 노출과 관련된 다른 산업에 비해 규제가 부족하므로 문신 안료에 대한 규제와 관리에 대한 논의도 병행되어야 한다.

분해 산물	독성
Benzonitrile	피부와 접촉하거나 섭취하면 유해함.
Aniline	삼키거나, 피부와 접촉하거나, 흡입하면 독성이 있음. 유전독성, 발암성이 있을 수 있음. 장기와 눈에 손상을 줄 수 있음.
3,3′-Dichlorobenzidine	피부와 접촉하면 해로움. 피부 알레르기, 발암 가능성.
Benzene	피부와 눈 자극제. 삼키거나 흡입하면 치명적. 발암 가능성, 유전 독성. 장기에 손상을 줄 수 있음.
2-Methylacetanilide	섭취 시 유해함. 피부 자극제. 호흡기 자극제 가능. 눈 손상.
2-Methylformanilide	-
3,3′-Dichlorodiphenyl	생식능력 손상 및 장기 손상 가능성.
4-Chloro-2,5-dimethoxyacetoacetanilide	
4-Chloro-2,5-dimethoxyaniline	발암 가능성 있음. 섭취 시 유해함. 호흡기, 피부 및 눈 자극. 장기 손상을 일으킬 수 있음.
o-Toluidine	발암가능성
1-Cyanonaphthalene	섭취, 피부 접촉, 흡입 시 유해함. 심각한 눈, 피부, 호흡기 자극제.
Biphenyl	피부, 눈, 호흡기 자극.

Chlorobenzene	섭취하거나 흡입하면 유해함.
Hydrogen cyanide	삼키거나 흡입하거나 피부에 닿으면 치명적임.
2-Methyl-5-nitroaniline	삼키거나, 흡입하거나, 피부에 닿으면 독성. 발암 가능성. 심각한 눈과 피부 자극.
1,2-Dihydroxynaphthalene	피부, 눈, 호흡기 자극. 알레르기성 피부 반응 가능성.
1-4-Dichlorobenzene	눈 자극을 유발. 발암 가능성. 삼키면 위험함.
1-Amino-2-naphthol	
1-Phenyl-2,3-dimethyl-4-aminopyrazolone	삼키면 유해하며, 눈, 피부, 호흡기에 자극.
1-Phenyl-3-methyl-5-pyrazolone	삼키면 유해하며, 눈, 피부, 호흡기에 자극.
2-(Hydroxyimino)-N-(2-methoxyphenyl)-3-oxobutanamide	-
2-5-Dichloroaniline	삼키거나, 흡입하거나, 피부에 닿으면 독성. 반복적이거나 장기간 노출되면 장기 손상 가능성.
2-Aminobenzonitrile	눈, 피부 및 호흡기 자극을 유발. 삼키거나 흡입하거나 피부에 닿으면 해롭움. 발암 가능성.
o-Chloroaniline	눈, 피부 및 호흡기 자극. 반복 또는 장기간 노출되면 장기 손상. 삼키거나 흡입하거나 피부에 닿으면 독성.
3,3-Dichlorobiphenyl-4-amine	-
3,3′-Dimethoxydipheny	-
4-Aminobenzamide	눈, 피부 및 호흡기 자극. 흡입하거나 삼키면 해로움.
4-Hydroxybenzamide	눈, 피부, 호흡기에 자극.
p-Nitrotoluene	유전독성. 삼키거나, 흡입하거나, 피부에 닿으면 독성. 반복적이거나 장기간 노출되면 장기 손상.
Benzamide	삼키면 해로움. 유전적 결함을 일으킬 가능성.
B-naphthol	흡입하거나 삼키면 유해함.
Formanilide	삼키면 해로움. 알레르기 피부 반응 유발 가능성.
N-(2-methoxyphenyl)-3-oxobutanamide	삼키면 해로움.
N,N″-bis(2-methoxyphenyl)urea	-
Naphthol AS	알레르기 피부 반응 유발 가능성.
o-Phenetidine	-
Phenyl isocyanate	눈, 피부 및 호흡기 자극. 알레르기성 피부 또는 호흡 반응. 발암 가능성. 삼키거나 흡입하면 해로움. 반복 또는 장기간 노출되면 장기 손상.
Phenyl isocyanate	눈, 피부 및 호흡기 자극. 흡입 시 알레르기 또는 천식 증상. 알레르기성 피부 반응. 발암 가능성. 흡입 시 치명적임. 장기간 또는 반복 노출 시 장기 손상.
Trans-o-coumaric acid/2-hydroxycinnamic acid	눈, 피부 및 호흡기 자극. 삼키면 해로움. 알레르기성 피부 반응.
2-Butanone/methyl ethyl ketone	눈과 호흡기 자극. 졸음이나 현기증. 반복 노출 시 피부 건조 및 갈라짐.
3-Chlorobenzamide	-
3-Chlorobenzonitrile	눈, 피부 및 호흡기 자극. 삼키면 독성. 피부 접촉 시 유해함. 알레르기성 피부 반응.
4-Chloroaniline/p-chloroaniline	심각한 눈 자극. 발암 가능성. 삼키거나 흡입하거나 피부에 닿으면 독성. 알레르기성 피부 반응.

4-Chlorobenzonitrile	눈, 피부 및 호흡기 자극. 흡입, 삼키거나 피부에 닿으면 해로움. 알레르기성 피부 반응.
Benzenedicarbonitriles	-
4,4′-Biphenyldicarbonitrile	흡입하거나, 삼키거나, 피부에 닿으면 유해함.
Hexachlorobenzene	장기간 또는 반복 노출은 장기 손상. 발암 가능성.
Pentachlorobenzene	삼키면 해로움.
Xylene	흡입하거나 피부에 닿으면 해로움. 피부와 눈에 자극. 현기증이나 졸음 유발.

표 2 | 문신 잉크의 분해 산물과 인체 독성

문신과 암 발생의 위험

문신과 암 발생 위험에 대한 명확한 결론을 내리기 위해서는 더 많은 연구가 필요하다. 현재까지의 연구는 문신 잉크 성분과 시술 과정에서의 위생 문제 등이 암 발생 위험과 관련될 수 있음을 시사하지만, 직접적인 인과 관계를 확립하기에는 부족한 부분이 있다.

1 문신 잉크 성분의 발암성

문신 잉크에는 다양한 화학 물질이 포함되어 있으며, 일부는 잠재적으로 유해할 수 있다. 검정 잉크에 사용되는 탄소 검정(Carbon Black)에는 PAHs(폴리사이클릭 방향족 탄화수소)가 포함될 수 있으며, 이는 발암 물질로 알려져 있다. 일부 문신 잉크에는 니켈, 크롬, 코발트 등 중금속이 포함될 수 있다. 이러한 중금속은 피부 자극 및 알레르기 반응을 일으킬 수 있으며, 장기간 노출 시 발암 가능성이 제기된다. 잉크의 안정성을 위해 추가되는 방부제나 첨가제도 발암성을 가질 수 있다. 앞서 언급한 바와 같이 문신 잉크 분해 생성물이 발암성을 나타내는 것도 있으므로 이에 대해서도 주의가 필요하다.

2 암과 연관된 바이러스의 전파

불결한 도구 사용이나 비위생적인 환경에서 문신 시술을 받을 경우 세균 감염이 발생할 수 있다. B형 간염, C형 간염, HIV 등 혈액을 통해 전염되는 바이러스 감염은 긴 시간이 흐른 뒤 간암이나 다른 암 발생의 위험 요인이 될 수 있다. 문신 잉크가 피부에 주입되면 면역 반응이 일어나며, 이 과정에서 염증 반응이 유발된다. 이러한 장기적인 염증 반응도 암 발생과 연관될 수 있다.

3 문신 시술과 특정 암의 역학적 연관성

일부 동물 실험에서는 문신 잉크 성분이 종양 형성을 유발할 수 있음을 보여주었다. 그러나 이러한 결과를 인간에게 직접 적용하기에는 한계가 있다. 현재까지의 역학 연구에서는 문신이 직접

적으로 암 발생 위험을 증가시킨다는 명확한 증거가 부족하다. 일부 연구에서는 문신을 한 사람들에게 특정 암의 발생률이 약간 증가할 수 있다는 결과를 보고하기도 했지만, 통계적으로 유의미하지 않은 경우도 있다.

흑색종은 피부에서 발생하는 악성 종양으로, 자외선 노출과 관련이 깊다. 문신 잉크 성분 중 일부는 자외선에 민감하여, 문신 부위에서 피부암이 발생할 가능성을 높일 수 있다. 피부의 표피층에서 발생하는 기저세포암 및 편평 세포암은 문신 부위에서 자주 발생하는 경우는 드물지만, 주의가 필요하다.

문신 잉크 입자는 일부 림프절로 이동할 수 있으며, 이에 따라 림프절이 붓거나 염증이 생길 수 있다. 일부 연구에서는 문신을 한 사람들에게 림프종 발생 위험이 증가할 수 있다고 보고하였다. 해당 연구자는 스웨덴 국가 암 등록 데이터를 분석하여, 2007년에서 2017년 사이에 진단된 20~60세의 모든 악성 림프종 사례를 연구한 결과, 악성 림프종 환자 사례 1,398건 중에서 문신을 한 비율은 21%였으며 이는 대조군 4,193건 중 18%가 문신을 한 것에 비해 높은 비율이었다. 이를 통계적으로 분석하였을 때 문신을 한 사람은 림프종에 대한 위험이 유의미하게 더 높았으며(발생률 비[IRR] 1.21, 95% 신뢰구간 0.99-1.48), 확산성 대형 B세포 림프종(Diffuse large B-cell lymphoma, DLBCL)(IRR 1.30)과 모낭성 림프종(Follicular lymphoma)(IRR 1.29)의 위험이 가장 높았다. 림프종 위험은 2년 이내에 첫 문신을 한 사람에게서 현저히 높았다(IRR = 1.81). 하지만, 더 넓은 문신 표면적을 가진 문신이나 컬러 문신이 림프종의 위험에 큰 영향을 미치지 않았다.

암 발생과 흉터, 감염을 제외한 문신과 관련된 다른 건강상의 위험

쾨브너 현상(Koebner phenomenon)은 주로 건선(psoriasis), 백반증(vitiligo), 편평 태선(lichen planus) 등의 특정 피부 질환이 있는 사람들에게서 피부에 물리적인 손상이나 자극이 가해진 부위에 새로운 병변이 나타나는 것을 말한다. 이러한 자극이 가해진 부위에 기존의 피부 질환과 유사한 새로운 병변이 나타나게 된다. 따라서 만성적인 피부 질환이 있는 사람이 문신 시술을 받을 경우는 문신을 시행받은 부위에 기존의 피부 병변이 악화되어 나타날 수 있음을 알아야만 한다. 특히 백반증을 치료하기 위해 문신을 새기는 행위 자체가 백반증을 오히려 악화시킬 수도 있으므로, 기존의 피부 질환이 있는 사람은 문신 시술 전에 반드시 피부과 전문의와 상의해야 한다.

붉은색 문신 색소는 지연형 문신 반응을 일으키는 주요 원인으로 알려져 있다. 황 등은 붉은색 영구 문신에 의해 발생한 육아종 반응에 대한 임상 사례를 보고하였다. 이 증례 보고에서 22세 여성 환자는 왼쪽 발등에 3~4mm 크기의 경계가 명확한 경화성 인설성 판을 보였으며, 이 부위는 장미 모양의 붉은색 문신 부위에 국한되었다. 조직 검사 결과, 문신 색소 주변에서 다수의 림프구와 호산구가 침윤된 육아종 반응이 관찰되어 붉은색 영구 문신에 의해 발생한 육아종 반응으로 진단 후 외과적 절제술을 통해 문신을 완전히 제거하였다고 하였다.

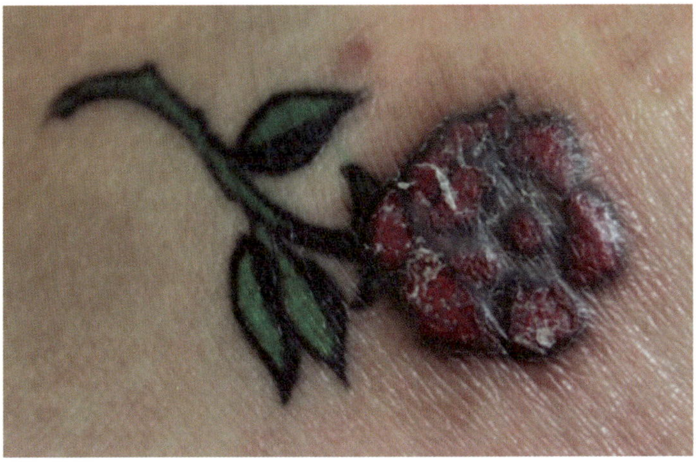

사진 1 | 왼쪽 발등의 장미 문신에서 붉은색 문신 잉크로 인한 육아종성 염증성 판과 각질이 관찰된다. 환자는 수술로 문신을 절제하여 제거하였다. 붉은색 영구 문신에 의한 육아종 반응 1예. 황선욱, 김상현, 오두진, 이드보라, 김정욱, 박성욱. 대한피부과학회지 2008 ;46(3):408-411

홍 등은 반영구 눈썹 문신의 지연성 부작용 2 예를 보고하였다. 증례 보고에서 두 명의 환자가 모두 검은색 색소로 반영구 눈썹 문신 후 몇 년 후에 양쪽 눈썹에 발생한 홍반성 구진과 반이 발생했다고 하였다. 첫 번째 환자는 문신 후 9년 뒤, 두 번째 환자는 문신 후 2개월 뒤에 병변이 발생했다. 조직검사 후 두 환자 모두 스테로이드 병변 내 주사요법과 국소 스테로이드 및 칼시뉴린 억제제를 도포 후 호전되었음을 보고하였다. 그러면서 문신 후 발생할 수 있는 육아종성 반응은 다양한 형태로 나타날 수 있고, 특히 검은색 문신 색소가 관련된 경우 사르코이드증(Sarcoidosis)과의 관련성을 감별해야 한다고 하였다.

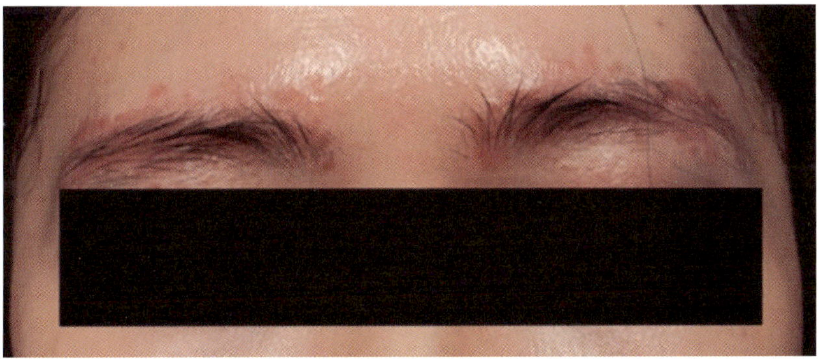

사진 2 | 양쪽 눈썹 주변에 미만성의 구진과 판이 관찰된다. 병변 내 주사 요법과 국소 면역조절제의 사용으로 치료하였다. 반영구 눈썹 문신의 지연성 부작용 2예: 육아종성 반응에 대한 국내 문헌고찰 및 증례 보고. 홍은선, 이정덕, 조상현, 우유리, 김혜성. 대한피부과학회지 2020 ;58(5):334-339.

문신은 MRI 감사의 영상을 왜곡시킬 수 있다. 실제로 33세 남성이 심장 MRI 검사를 시행하는 중 환자의 가슴에 있는 다채로운 색의 문신으로 인해 MRI 이미지에 여러 가지 크기의 얼룩무늬의 영상 왜곡이 발생하였다는 보고가 있다. 문신 잉크에 사용된 금속 성분, 특히 철 산화물, 코발트 알루미네이트, 황산철 등의 금속 성분이 MRI 자기장에 영향을 미쳐 제대로 된 검사를 받지 못할 가능성이 있다. 따라서, 넓은 부위에 여러 가지 색으로 문신을 하는 것은 정확한 영상의학적인 진단을 방해할 수 있다는 것을 일반인도 알아야 한다.

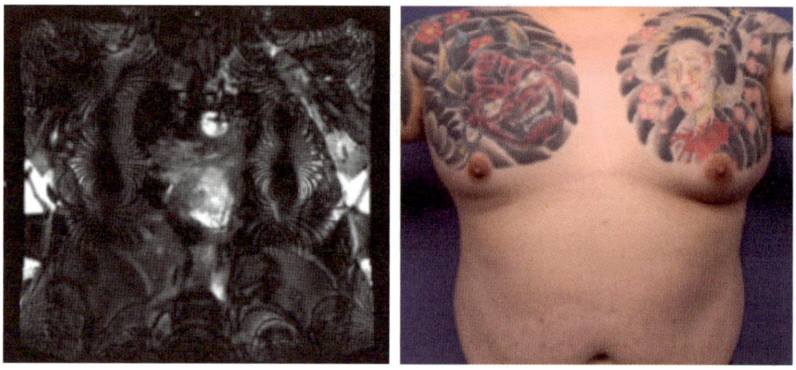

사진 3 | 33세 남자 환자의 심장 자기공명영상(MRI) 사진과 임상 사진. MRI에서 여러 개의 얼룩무늬가 보이며, 이로 인해서 정상적인 심장의 윤곽을 인식하기가 어렵다. 이는 문신 잉크에 포함된 금속 성분의 영향이다. A Case Report: tattoo-Induced Artifacts during Cardiac Magnetic Resonance Imaging. Sung Ha Lim, Jhii-Hyun Ahn1, Seung Phil Hong. Korean J Dermatol 2021 ;59(5):415-416.

그래서 문신에 대한 규제는 필요하다.

문신은 침습적인 시술을 통해 신체에 영구적인 변화를 유발할 수 있기 때문에 보디페인팅과 달리 예술 행위보다는 의료 행위에 가까운 특성이 있다. 보디페인팅은 종이 대신 피부 표면에 그림을 그리는 것이라면 문신은 피부 속에 그림을 새기는 것이라고 볼 수 있다. 이렇게 피부 속에 문신 잉크를 새기는 과정에서 피부 표면의 상처와 출혈이 생긴다. 그래서 문신 시술을 받을 때는 반드시 일회용 바늘과 멸균된 도구를 사용하는 위생적인 환경에서 시술을 받아야 한다. 위생적이지 않은 문신 시술은 그 자체로 켈로이드 같은 흉터를 야기하거나 매독이나 간암과 연관된 바이러스의 감염을 유발할 수 있으므로 문신 시술자와 시설 및 도구의 위생에 대한 제도적인 관리가 필요하다. 그리고 문신 시술을 받는 사람도 문신 전후에 피부 청결을 유지하고, 시술 후 상처 관리 지침을 따르는 것이 중요하다.

대한민국에서는 문신 시술이 의료행위로 간주한다. 이에 따라 문신 시술은 의료법의 규제를 받는다. 의료법 제27조에 따르면 의료인이 아닌 사람이 문신 같은 의료행위를 할 경우 처벌받을 수 있다. 대법원은 문신 시술을 "침습적인 의료행위"로 판결하였으며, 이에 따라 문신 시술은 반드시 면허를 소지한 의료인(주로 의사)에 의해 수행되어야 한다고 해석하고 있다. 이는 문신 시술이 피부에 바늘을 사용하여 잉크를 주입하는 과정에서 감염 등의 위험이 있다는 이유에서 비롯되었다.

또한, 대한민국을 포함한 대부분의 국가에서는 문신 시술 후 일정 기간 헌혈이 제한된다. 이는 문신 시술 과정에서 감염성 질병이 전파될 가능성을 줄이기 위해서이다. 대한민국의 경우, 문신 시술 후 헌혈하기 위해서는 최소 6개월의 대기 기간이 필요하다. 문신 시술 과정에서 혈액을 통해 전염될 수 있는 감염병(예: B형 간염, C형 간염, HIV, 매독 등)이 전파될 가능성이 있다. 이러한 감염병은 문신 시술 후 잠복기를 가질 수 있기 때문에 시술 후 얼마 지나지 않은 시점에서 감염 여부를 확인하기 어렵다. 대부분의 혈액 매개 감염병은 감염 초기 단계에서 증상이 나타나지 않거나 미약할 수도 있다. 따라서, 6개월의 기간은 이러한 잠복기를 고려하여 설정된 것이다. 이 기간에 감염 여부를 충분히 모니터링하고, 감염의 증거가 나타나지 않는지 확인 후 헌혈이나 골수이식 등을 할 수 있다.

비위생적인 환경에서 문신 시술을 받을 경우 감염 위험이 높아질 수 있다. 따라서, 문신을 받은 곳의 시설과 장비, 문신 시술사에 대한 관리 기준 설정 등이 필요하다.

문신 산업은 화학 물질에 대한 피부 노출과 관련된 다른 산업에 비해 규제가 부족하다. 대부분 문신 잉크에 대한 현재 규정은 광분해를 고려하지 않는 화장품, 장난감 및 직물에 대한 표준을 기반으로 한다. 국가와 지역마다 문신 잉크에 대한 규정이 달라 안전 기준에 일관성도 없다. 허용되는 안료 및 기타 성분에 대한 규정은 크게 다르므로 제조업체는 모든 기준을 준수하는 데 어려움을 겪는다. 한 지역에서 금지된 안료가 다른 지역에서는 허용될 수 있어 글로벌 제조업체에 준수 문제가 발생할 수 있다. 국제적인 안전 기준과 규제를 준수하고, 다른 국가들과 협력하여 최신 연구 결과와 규제 동향을 공유해야 한다. 이를 통해 글로벌 수준의 안전성을 유지하고, 국제적인 안전 기준에 부합하는 제품을 제공할 수 있다. 안전성에 대한 다국적 협력 연구를 통해 새로운 부작용이나 문제점을 조기에 발견하고, 이에 대한 대처 방안을 마련해야 한다. 제조업체의 일관된 품질 관리, 철저한 테스트 및 생산 및 유통 과정의 포괄적인 문서화 역시 필요하다.

문신 잉크의 색소와 첨가제의 안전성에 대한 연구를 진행하여 표준화되고 효과적인 규정을 만들어 궁극적으로 소비자 안전을 확보해야 한다.

문신 잉크에 사용되는 많은 색소와 첨가제의 장기적 효과에 대한 광범위한 과학적 데이터가 부족하다. 이로 인해 안전한 노출 수준과 잠재적 건강 위험을 확립하기 어렵다. 관찰되지 않은 부작용 수준과 허용 일일 섭취량 값을 포함한 규제 승인에 필수적인 세부적인 안전 데이터가 부족하기 때문에 향후 이 부분에 대해서 상당한 금액과 기간을 투자하는 연구가 우선 선행되어야 한다. 이를 바탕으로 더 안전한 문신 잉크를 개발 노력도 시행해야 한다.

무기 안료, 특히 니켈, 크롬, 코발트와 같은 중금속이 포함된 안료는 심각한 건강 위험을 초래할 수 있다. 엄격한 테스트를 정기적으로 시행해서 완제품의 중금속이 지속적으로 유해 수준 이하로 관리되도록 해야 한다. 엄격한 안전 기준을 충족하는 고순도 안료 및 바인더 같은 원자재를 사용하고 제조 및 공급망 전체에 걸쳐 엄격한 품질 관리 프로세스를 구현해야 한다. 카본 블랙 안료에서 종종 발견되는 PAH(다환 방향족 탄화수소)는 이미 알려진 발암 물질로 피부를 관통하여 혈류로 유입되어 심각한 건강 위험을 초래할 수 있다. 고급 정화 기술을 사용하여 카본 블랙 및 기타 안료에서 PAH를 제거하며, 향후 PAH를 포함하지 않는 대체 안료를 개발하고 사용해야 한다. 당연히 현재는 다른 문신 잉크처럼 재료 및 완성된 문신 잉크의 PAH 수준을 지속적 검사해서 모니터링해다 한다. 유기 안료에는 방향족 아민과 같은 불순물도 포함될 수 있다. 아조 안료의 불순물인 방향족 아민은 잠재적인 발암 물질이며 피부 감작을 일으켜 알레르기 반응이 생길 수 있다. 문신 잉크 생산 중 방향족 아민의 형성을 최소화하는 안전한 제조공정을 구현해야 하며, 방향족 아민을 생성하는 것으로 알려진 안료의 사용을 제한하는 규정을 만드는 것도 고려해야 한다.

문신 잉크의 높은 수분 함량으로 인해 미생물 오염에 취약하다. 따라서 비이온화 감마선을 사용하여 문신 잉크를 살균하여 미생물 오염을 제거해야 한다. 방부제 등의 첨가도 필요하지만, 알레르기 반응이나 기타 부작용을 유발하지 않는지 확인이 필요하다. 포장 및 취급 공정에서 살균 상태를 유지하여 오염을 방지해야 하며, 정기적인 재살균 또는 무작위 샘플링을 통한 미생물학적 테스트가 필요하다. 특정 첨가제, 방부제 및 불순물은 알레르기 반응과 피부 자극을 일으킬 수 있다. 알려진 알레르기 유발 물질 및 자극 물질의 사용을 최소화하고 저자극성 문신 잉크 제형을 새로 개발해야 한다. 소비자와 문신 아티스트가 잠재적인 알레르기 유발 물질을 식별할 수 있도록 모든 성분에 대한 명확하고 자세한 라벨링 제공해야 한다. 그리고 피부가 민감한 사람에게는 문신 시술 후 발생할지도 모르는 알레르기 반응을 미리 확인하기 위해 시술 전에 패치 테스트 시행하는 것이 중요하다.

마지막으로 소비자와 문신 아티스트 모두 문신 잉크와 관련된 안전 기준 및 위험에 대해 교육도 필요하다. 문신 잉크를 취급하고 적용하는 방법에 대한 적절한 교육을 통해 국민 건강 잠재적 위험성을 완화할 수 있기 때문이다.

영국과 웨일즈의 문신 관련 법률

영국과 웨일즈에서 문신과 관련된 법률은 아래와 같은 여러 법령에 의해 규제된다.

· Health and Safety at Work etc. Act 1974 (산업 안전 및 보건법): 근로 환경에서의 안전과 건강을 규제하는 법률.

· Local Government (Miscellaneous Provisions) Act 1982 (지방 정부 부수 조항법): 이 법은 Local Government Act 2003에 의해 최근에 개정.
· Tattooing of Minors Act 1969 (미성년자 타투법): 이 법은 18세 미만의 개인에게 문신 시술을 금지.
· Medicines Act 1968 (의약품법): 의약품의 사용과 관련된 법률.

위의 법들은 크게 두 가지 측면을 다루고 있다. 첫째는 문신 시술의 법적 요건이며, 둘째는 위생 및 안전에 관한 규정이다. 문신과 관련된 규정이 공중위생과 안전을 중심으로 매우 엄격하게 관리되며, 이를 어길 경우 시술자는 벌금 또는 면허 박탈 등의 처벌을 받을 수 있다.

1 문신 시술의 법적 요건

영국과 웨일즈에서는 문신을 받을 수 있는 최소 연령이 18세이다. 이는 “Tattooing of Minors Act 1969”에 의해 규제되며, 18세 미만인 사람에게 문신을 시술하는 것은 불법이며, 부모의 동의가 있어도 18세 미만에게 문신을 시술하는 것은 허용되지 않는다.

2 위생 및 안전 규정

문신 시술을 제공하는 모든 사람과 사업체는 현지 보건 당국의 규제를 받는다. 이는 특히 위생과 공공 건강을 보호하기 위한 것이며, 주된 법적 규제는 “Local Government (Miscellaneous Provisions) Act 1982”에 따라 이루어진다.

문신 시술자는 등록 절차를 따라야 하며, 그 과정에서 시술 공간과 도구의 청결도, 멸균 절차 등이 규제된다. 문신 시술자가 사용하는 모든 도구는 철저히 소독되어야 하며, 일회용 바늘과 장갑 등을 사용해야 한다. 문신 사업자는 피부 감염, 혈액매개 질환, 알레르기 반응 등의 위험을 줄이기 위해 고객과의 충분한 상담과 안내가 이루어져야 한다. 문신 시술 전 시술 과정과 위험성에 대해 충분한 설명을 들은 후 동의서를 작성해야 한다. 특정 피부 상태나 질환이 있는 사람에게는 문신 시술이 적합하지 않을 수 있으므로, 이 경우 시술자가 이를 안내해야 한다.

영국과 웨일즈에서는 기본 의료 신탁(Primary Care Trusts)이 미용 치료를 위한 정책을 수립하고 있으며, 문신 제거도 이에 포함된다. 그러나 미용 목적의 문신 제거는 국민보건서비스(NHS)에서 지원되지 않으며, 외상으로 인한 문신의 경우에만 예외가 적용된다. 문신 제거는 주로 레이저 시술을 통해 이루어지며, 이를 제공하는 병원이나 시술자는 별도의 의료 규정을 준수해야 한다. 이 과정에서도 안전과 위생이 중요하며, 문신 시술보다 더욱 정밀한 장비와 의료적인 접근이 요구된다.

영국과 웨일즈의 문신 관련 법률이 다른 나라의 것과는 다른 점

국가마다 문신에 대한 규제는 문화적, 사회적 맥락에 따라 다양하게 적용된다. 영국/웨일즈의 규정과 다른 나라들의 규정을 비교하면 특히 나이 제한과 시술 자격, 위생 및 안전에 대한 법적 요건이 서로 다른 점이 두드러진다.

1 나이 제한

· 영국과 웨일즈: 18세 미만에게는 부모의 동의가 있어도 문신 시술이 불법이다.
· 미국: 많은 주에서 18세 미만에게는 문신을 금지하지만, 일부 주에서는 부모 동의를 받고 16세 이상도 시술이 가능하다.
· 대한민국: 나이에 대한 명확한 규정은 없지만, 미성년자에게 시술할 때 부모의 동의를 요구하는 경우가 많다.
· 일본: 미성년자에 대한 규제는 비교적 느슨하지만, 일부 지방자치단체에서는 규제를 강화하고 있다.

2 시술 자격 및 면허

· 영국과 웨일즈: 문신 시술자는 반드시 현지 보건 당국에 등록되어야 하며, 위생 및 안전 기준을 준수해야 한다.
· 미국: 주마다 시술 자격과 관련된 규정이 다르며, 시술자는 면허를 받아야 하는 경우가 많다.
· 대한민국: 문신 시술은 의료 행위로 분류되기 때문에 의사만이 법적으로 시술할 수 있으며, 의사가 아닌 사람이 문신 시술을 할 경우 불법 행위로 처벌받을 수 있다.

3 위생 및 안전 규정

· 영국과 웨일즈: 시술 공간의 청결과 도구의 멸균에 대한 규정이 엄격하며, 보건 당국의 정기적인 검사를 받아야 한다.
· 독일: 시술 공간과 도구의 위생 관리는 매우 철저하며, 법적으로 시술자는 안전 교육을 받아야 한다. 또한, 문신 시술에 사용하는 염료는 유럽연합 규정을 따라야 한다.
· 프랑스: 문신 시술자는 면허를 받을 필요는 없지만, 엄격한 위생 규정을 따라야 하며, 시술에 사용하는 염료도 특정 규제를 받는다.
· 호주: 시술 도구의 위생 관리와 멸균 절차에 대한 규정이 엄격하게 관리되며, 보건 당국의 감독을 받는다.

4 문신 제거

- 영국과 웨일즈: 문신 제거는 레이저 시술을 통해 주로 이루어지며, 이 역시 의료 전문가에 의해 수행되는 것이 권장된다.
- 미국: 문신 제거는 의료 기관뿐 아니라 일부 비의료 기관에서도 제공되지만, 이로 인한 부작용이나 안전 문제가 종종 제기된다.
- 대한민국: 문신 제거 시술 역시 의사만이 합법적으로 할 수 있다.

나라마다 차이는 있지만 문신 시술로 인한 감염이나 부작용을 줄이기 위해 공통으로 위생 및 안전 관련 규정을 정비하고 있다는 것을 확인할 수 있다. 특히, 영국과 웨일즈는 청소년들을 보호하기 위해 더 노력하고 있으며, 유럽은 문신 안료의 안전성 확보에 초점을 맞추고 있다. 선진국들과 달리 지금의 우리는 문신 산업의 활성화에만 초점을 두고 청소년들을 포함한 국민의 안전을 무시하고 있는 것은 아닌지 걱정이 된다.

높은 수준의 의학적 규제의 필요성: 유방 보형물 암발생 사례

2019년 8월 실리콘 인공유방 수술을 받은 환자에게서 유방 보형물 연관 역형성 대세포 림프종(BIA-ALCL: Breast Implant Associated-Anaplastic Large Cell Lymphoma)이 발생하였다는 국내 보고가 있었다. 40대 여자 환자로 유방 보형물을 삽입하는 유방 확대술을 받았고 약 7~8년 뒤 한쪽 가슴이 심하게 부어서 검사 후 유방 보형물 연관 역형성 대세포 림프종으로 진단받았다. 이후 동일한 보형물에서 같은 암의 발생이 있었고, 해당 의료기기는 사용이 중단되었다.

의료기기에서 심각한 부작용 발생 시 해당 의료기기를 사용한 환자에게 부작용 내용을 통보해야 하지만 식약처의 무관심에 사건 발생 2년 뒤에도 이 사실을 알지 못한 환자가 1,100여 명에 달했다. 엘러간사의 '거친 표면 유방 보형물'은 2007년 허가 이후 약 11만 개가 국내 수입되었다. 미국이나 유럽 등에서도 유방 보형물 연관 역형성 대세포 림프종(BIA-ALCL)의 발생 위험은 낮고, 제거 수술 관련 마취, 수술 후 혈종, 염증, 감염 등 위험성을 고려할 때 증상이 없는 환자가 예방적으로 보형물을 제거하는 것은 권장하지 않고 있다. 하지만, 대한성형외과학회는 갑작스러운 유방 모양의 변화나 덩어리, 피부 발진 등 의심 증상이 발생하는 경우에는 반드시 병원에 방문해 달라고 언론 매체를 통해 권고했다.

이후 시행된 감사원의 감사 결과, 의료기기의 GMP(good manufacturing practice) 인증과 관련해서는 제조공정 차이가 크거나 위해도에 따른 등급이 다른 품목이 동일 GMP 품목군으로 설정된 것으로 확인되었으며 기준규격 제 · 개정과 관련해서는 식약처가 성능과 안전성 확보가 필요한 의료기기의 기준규격을 설정하면서 부서 간 업무협조 미흡을 이유로 기준규격 제 · 재정 업무를 지연하거나 방치한 것으로 나타났다. 2016년부터 2020년까지 8개 업체가 GMP 미인정 상태에서 13만 개 제품을 판매했고 4개 업체가 수출용으로 신고한 의료기기를 국내에 유통한 것으로 조사됐다.

이 사건이 문신 산업에 시사하는 바는 매우 크다. 문신 잉크도 인공 유방처럼 피부에 삽입되어 아주 긴 시간 동안 위치하면서 변성이 되거나 림프절의 면역체계를 자극할 수 있는 물질이기 때문이다. 첫 번째 시사하는 점은 외국 대기업에서 위생적인 과정으로 생산되어 수입되었고 여러 국가기관에서 사용허가를 받은 제품이라고 하더라도 체내에서 장기간 유지되는 경우 일부 환자에서 암과 같은 치명적인 건강상의 문제를 야기할 수 있다는 점이다. 장기간이 지나 생기는 부작용의 경우 초기 데이터에서 해당 부작용을 관찰하기 어렵기 때문에 간과되기 쉽다. 마찬가지로 문신의 잉크처럼 화장품 정도로 최소한의 안전성 요구하는 물질을 인체 내에 주입하는 것은 장기간에 거쳐 더 큰 문제를 야기할 가능성이 있다는 것을 다시 한번 강조하고 싶다. 두 번째는 신체에 사용되는 의료기기는 인증뿐 아니라 지속적인 관리와 감독이 필요하다는 점이다. 관련 법을 개정하거나 신설하여, 의무기록처럼 문신사들이 문신을 할 때 어떤 잉크를 얼마나 사용하였는지를 반드시 기록하고 보관하도록 해야 한다. 이를 위해서는 식약처가 해당 규제를 관리할 수 있는 적절한 법적인 근거가 필요할 것이고 이는 궁극적으로 국민 건강 향상에 도움이 될 것이다. 또한 언론을 통해 국민을 교육하고 문제의 가능성과 초기 증상들을 알리고 주위 피부과 전문의를 통한 부작용에 대한 통계 자료를 확보하는 시스템을 갖추면 행정력의 부담을 줄이면서 장기간 사후 모니터링이 가능하다고 생각된다.

유방 보형물과 연관한 암발생의 사례처럼 인체 내부에 들어가는 문신 잉크의 안전성을 확보하기 위해서 앞으로 몇 가지 조치가 필요하다고 생각한다. 문신 잉크의 안전성을 보장하기 위해서는 제조, 유통, 시술, 사후 관리 등 모든 단계에서 규제와 관리가 필요하다. 또한, 투명한 정보 제공과 피해자 지원 시스템을 통해 국민들의 신뢰를 얻고, 국제 협력을 통해 글로벌 안전 기준을 준수하는 것이 문신 산업의 안전한 발전을 위해 중요하다

문신 잉크 제조 시 사용되는 모든 원재료에 대해 엄격한 검사와 인증 절차를 도입해야 한다. 원재료의 출처, 성분, 안전성 등을 철저히 확인하고, 허가받지 않은 원재료 사용을 방지하는 규제를 강화해야 한다. 또한, 제조, 유통, 시술 후에 정기적인 품질 검사를 실시하여 제품의 일관된 안전성을 보장해야 하며 제조업체는 정기적으로 제품의 품질을 검사하고, 결과를 공개해야 한다.

문신을 시술받는 사람에게 부작용 가능성에 대해 충분히 설명하고 교육해야 한다. 문신은 예술로서의 측면에서 볼 수도 있지만, 피부를 통해 인체에 이물질을 심는 행위이고 피가 나거나 감염의 우려가 있는 측면에서는 간단한 의료 시술 시 동의서를 받으면서 환자에게 자신의 몸에 대해 잘 이해하고 올바른 선택할 수 있도록 돕는 정보 제공이 이루어져야 한다. 또한 식약처는 관련된

최신 연구 결과, 허가 및 취소 현황, 부작용 발생 사례 등을 투명하게 공개하여 국민들이 신뢰할 수 있는 정보를 쉽게 얻을 수 있도록 해야 한다.

피부과 전문의는 문신 관련 합병증을 진단하고 관리하는 데 중요한 역할을 한다. 문신을 받은 사람은 정기적으로 피부과 전문의를 찾아 문신 부위와 그 주변을 검사받는 것을 추천한다. 시술 후 출혈, 감염이나 알레르기 반응에 대한 적절한 진단 및 치료를 제공하고, 문신을 한 부위의 피부암 여부나 피부 부위와 관련된 림프절에 이상이 없는지 정기적으로 확인하고, 새로운 피부암 의심 병변, 림프절의 혹과 같은 변화가 발견되면 즉시 피부과 전문의와 상담하도록 안내한다.

문신으로 인한 피해 사례가 발생할 경우, 피해자들이 신속하게 도움을 받을 수 있는 지원 시스템을 마련해야 한다. 이를 위해 의료기관, 제조업체, 정부가 협력하여 피해자 지원 절차를 명확히 하고, 필요한 재정적, 의료적 지원을 제공해야 한다. 그리고, 피해자들이 복잡한 절차 없이 신속하게 구제받을 수 있도록 절차를 간소화하고, 피해 신고 및 보상 청구 절차를 명확하게 해야 한다.

진료실에서 만난 대부분의 문신 시술이나 문신 제거술에 의해 부작용이 발생한 사람들은 제대로 피해보상을 받을 수 없었다. 문신 시술이 우리나라에서는 의료인이 아니면 할 수 없지만 일반적으로 비의료인인 문신사에 의해서 암암리에 행해지고 있고, 문신 시술소가 비교적 열악해서 제대로 피해 보상에 대응하기 어렵다고 환자가 판단해서 시술자에게 문제를 제기하지 않는 경우가 많다. 문신 관련 제품을 제작하는 회사들도 영세하고 관련 법령이 허술하기 때문에 특정 잉크의 문제로 인해 대규모 피해가 발생하더라도 피해자들은 구제받기 어려울 것이다. 문신 시술뿐 아니라 문신 제거술도 비의료인에게 시행을 받고 문제가 생겨서 피부과로 오는 환자들도 늘고 있다. 이는 문신 제거술을 받은 부위에 비가역적인 변화를 유발하고 적절한 문신 제거 시술을 더 어렵게 만든다. 그렇기 때문에 이들에게 장기적인 건강상에 심각한 문제가 생기는 상황까지 고려해서 피해를 체계적으로 관리, 지원할 수 있어야 한다.

문신을 지우기 시작하고 15년의 경험이 쌓이면서,

문신에 시간이라는 개념을 추가해서 긴 시간 곰곰이 생각해 보았다.

그랬더니 일반인의 눈높이에서 더 많은 이야기를 하고 싶어졌다.

사람들이 문신을 하는 이유에 대한 시대적, 사회적 고찰

사람은 언제부터 문신을 했을까?

문신 시술을 받는 개인은 어떤 사회적, 심리적 상태일까?

문신을 혐오하는 현상에 대해서

의학적인 관점에서 문신

사람들이 문신을 하는 이유에 대한 시대적, 사회적 고찰

사람은 언제부터 문신을 했을까?

문신의 역사

고대 문신의 기원은 인류의 역사에서 매우 오래된 시기로 거슬러 올라가며, 여러 문화와 사회에서 다양한 목적과 의미로 사용되었다. 문신은 의식, 장식, 신분 표시, 주술적, 미적 목적 의미 등 여러 가지 이유로 시행되었으며, 세계 각지에서 독립적으로 발전하였다. 문신은 인류의 긴 역사 속에서 중요한 문화적 표현 방식 중 하나로 자리 잡아 왔다.

문신의 기원은 청동기 시대까지 거슬러 올라간다. 현재까지 발견된 가장 오래된 문신의 증거는 약 5,300년 전 유럽의 알프스 지역에서 발견된 "오츠만(Ötzi)"으로 불리는 빙하시대의 인간 미라다. 오츠만의 몸에는 58개의 간단한 점과 선 모양의 문신이 여러 군데 새겨져 있었으며, 이 문신들은 관절염이나 다른 질병을 치료하기 위한 의학적 목적으로 만들어진 것으로 추정된다. 고대 이집트에서 문신은 주로 여성들 사이에서 시행된 것으로 알려져 있다. 문신은 종종 종교적 또는 주술적인 의미를 지녔으며, 출산의 고통을 덜기 위한 보호적인 목적으로 사용되기도 했다. 고대 이집트 미라에서 발견된 문신은 대부분 단순한 점, 선, 기하학적 패턴으로 구성되어 있다. 문신한 미라 중에 가장 잘 보존된 것은 11 왕조 시기 (B.C. 1260-1994) 테베의 여신 하토르(Hathor)의 여사제였던 아무네트(Amunet)의 미라이다. 이 미라의 팔과 넓적다리에는 평행선의 무늬들과 배꼽 아래쪽에 타원형 문양들이 새겨져 있다. 아마도 풍요와 재생 등 종교적 의미가 있는 것으로 생각된다. 폴리네시아 지역, 특히 사모아, 마오리, 하와이 등의 문화에서는 문신이 매우 중요한 사회적 역할을 했다. 그들에게 문신은 사회적 지위, 성취, 가족 관계 등을 나타내는 복잡한 의미를 가졌다. 특히 마오리족의 문신은 얼굴에 새겨지는 모코(Moko)로 유명하다. 노예와 평민을 제외한 모든 남성이 얼굴과 신체의 다른 부분에 문신을 하였다. 얼굴 문신은 마오리족 전사들에게 용기와 자부심을 주었고, 여성들에게 매력적으로 인식되도록 하였다. 여성은 입술에 라인을 그리거나 턱 혹은 뺨, 이마 등에 약간의 선 혹은 나선을 그리는 정도로 간단한 문신을 하였다. 폴리네시아의 전통 문신인 "타타우(Tatau)"는 신분, 용기, 성숙, 종교적 신념을 나타내는 중요한 상징이었다. 이 지역의 문신은 복잡한 기하학적 패턴과 상징으로 이루어져 있으며, 이러한 문신 스타일은 오늘날에도 영향을 미치고 있다. 고대 중국에서는 죄수나 범죄자에게 문신을 새겨 벌을 주거나 그들의 신분을 표시하는 데 사용되었다. 반면, 일부 소수 민족에게서는 문신이 신분이나 부족의 일원임을 나타내는 상징으로 사용되기도 했다. 스키타이(Schythian)라고 불리는 고대 유라시아 유목 민족도 문신을 했다. 시베리아에서 발견된 스키타이 미라에는 동물, 전사, 신화적 생명체 등을 묘사한 복잡한 문신이 새겨져 있다. 이 문신들은 사회적 지위, 종교적 신념, 그리고 개인의 용맹함을 나타냈을 가능성이 높다.

여러 고대 문화에서 문신은 주술적인 힘을 가지고 있다고 믿었다. 질병이나 악령으로부터 보호하기 위해 문신을 새기는 경우도 있었으며, 이집트나 오츠만의 경우처럼 의학적 치료를 위해 문신을 한 사례도 있었다. 또, 문신은 특정 부족, 계층, 또는 사회적 지위를 나타내는 중요한 상징으로 사용되었다. 예를 들어, 폴리네시아의 문신은 부족 내의 지위와 역할을 나타내었으며, 고대 일본의 아인(Ainu) 민족에게서도 문신이 소속을 표시하는 역할을 했다. 고대 문화에서도 신체를 아름답게 꾸미는 방법의 하나로 문신이 활용되었으며, 이는 특히 고대 이집트나 폴리네시아에서 두드러졌다.

고대 그리스와 로마에서는 문신이 주로 노예, 죄수, 반역자 등을 표시하는 방법으로 사용되었다. 그리스에서는 문신이 "스티그마타(stigmata)"라 불리며, 특히 죄수를 구분하는 데 사용되었고, 로마에서는 반역자나 배신자들에게 처벌의 수단으로 문신이 새겨지기도 했다. 그러나 이 시기에도 군인이나 용병 사이에서 신체 장식으로 문신이 사용된 사례도 있었다. 고대 켈트족과 게르만족은 문신을 종교적 상징으로 사용했다. 주로 전투에서의 용맹함을 상징하거나, 신성한 보호를 기원하는 목적을 가졌다. 이들 문신은 주로 복잡한 나선형 무늬와 상징으로 이루어졌으며, 이 패턴들은 나중에 중세 유럽의 전설과 문양에 영향을 미쳤다. 유대교에서는 문신을 금지하는 전통이 있었다. 성경의 레위기(Leviticus)에서는 문신을 이교도 의식과 연결하여 금지하였으며, 초기 기독교에서도 이 전통을 이어받았다. 문신은 이교도적 행위로 간주하였으며, 신체를 훼손하는 행위로 여겨졌다. 로마에서 죄수에게나 새겨지고 켈트족이나 게르만족이 사용하던 문신이라는 인식은 기독교와 로마의 확장과 함께 부정적인 이미지는 유럽 전체로 퍼져 나갔다.

중세 유럽에서 문신은 금지된 행위였다. 기독교의 영향 아래 문신은 "이교도적"이거나 "야만적"인 것으로 여겨졌으며, 특히 성경의 가르침에 따라 신체를 손상하는 행위로 간주하었다. 그러나 십자군 전쟁 시기에 일부 전사들은 종교적 신념을 표시하기 위해 문신을 새겼다. 성지 순례자들이 순례를 마친 증거로, 혹은 종교적 신념을 나타내기 위해 예루살렘 십자와 같은 작은 문신을 새기기도 했다. 중세 비잔틴 제국과 이슬람 세계에서는 문신이 일정 부분 받아들여졌다. 특히 이슬람의 확산과 함께 다양한 지역에서 문신이 종교적 또는 문화적 상징으로 사용되었다. 예를 들어, 북아프리카와 중동 일부 지역에서는 문신이 주술적 보호나 부족의 상징으로 사용되었다. 북유럽의 바이킹들은 문신을 매우 중요하게 여겼다. 이들은 주로 전투의 상징, 신화적인 이미지, 또는 종교적 상징을 몸에 새겼다. 바이킹의 문신은 일반적으로 용, 늑대, 또는 신화적 문양을 포함하며, 이 문신들은 용맹함과 신성함을 나타내는 역할을 했다.

중국에서는 중세 초기까지 문신이 죄인에게 부과하는 형벌로 사용되었으며, 이러한 전통은 당나라(618-907) 시기에도 이어졌다. 반면, 일부 소수 민족에게서는 문신이 사회적 지위나 성숙의

표시로 사용되었다. 우리나라도 중국과 같이 법적 처벌이나 신분적, 사회적인 낙인으로 문신이 이용되었다. 부모로부터 물려받은 신체를 손상하는 것을 금지하는 유교의 영향으로 조선의 경우는 특히, 문신에 대한 부정적인 인식이 강했다. 일본에서는 중세 초기부터 문신이 존재했으며, 이레즈미(入れ墨)라는 전통 문신이 발전했다. 이레즈미는 복잡한 디자인과 색채를 특징으로 하며, 처음에는 주로 범죄자를 사이에서 시행되었다. 이후 점차 신체를 덮는 예술적이고 상징적인 대형 문신으로 발전하여, 특히 에도 시대에 이르러서는 예술적 문신 문화로 번성하게 되었다. 폴리네시아에서는 문신이 지속적으로 중요한 문화적 요소로 남아 있었다. 타타우(Tatau)라는 문신은 용맹함, 성숙, 사회적 지위를 상징하며, 특히 타히티, 사모아, 마오리 등의 문화에서 여전히 중요한 역할을 했다.

중세시대 동안 문신은 다양한 문화적, 사회적, 종교적인 제한 속에서 일부 지역에서만 그 명맥이 이어져 왔다. 하지만, 대항해 시대를 통해 다양한 문화가 서로 교류하면서 문신은 다시 세계적으로 퍼지게 된다. 문신은 다양한 문화적, 사회적, 예술적 변화를 겪으며 오늘날의 모습을 갖추게 된다. 문신은 과거의 상징적 의미에서 벗어나 패션, 자기표현, 그리고 예술적 창의성의 일환으로 자리 잡았으며, 전 세계적으로 다양한 층에서 수용되고 있다.

16세기부터 시작된 대항해 시대와 식민지 확장 과정에서 유럽인들은 다시 문신 문화를 접하게 되었다. 특히 폴리네시아, 마오리, 태평양 섬 주민들의 문신이 유럽인들에게 큰 영향을 미쳤다. 선원들이 이 지역을 방문하며 문신을 새기는 관습을 유럽으로 가져왔고, 이는 곧 유럽 내 해군과 선원들 사이에서 유행하게 되었다. 18세기와 19세기에 이르러 문신은 유럽과 북미의 선원들 사이에서 인기를 끌었고, 상징적인 문신들이 널리 퍼지게 되었다. 이 시기의 문신은 주로 항해와 관련된 상징들, 종교적 상징들, 그리고 연인이나 가족을 기리는 문신들이 주를 이루었다. 1891년, 미국의 발명가 새뮤얼 오라일리가 최초의 전기 문신 기계를 발명하면서 문신의 역사는 중요한 전환점을 맞게 되었다. 이 기계는 문신 시술을 훨씬 더 쉽고 빠르게 만들었으며, 문신이 대중화되는 계기가 되었다. 19세기 말과 20세기 초, 문신은 주로 서커스, 카니발, 쇼맨들 사이에서 인기를 끌었습니다. 문신이 전신을 덮은 사람들(일명 "문신 남자" 또는 "문신 여자")이 서커스와 박람회에서 인기를 얻었다. 이 시기 문신은 여전히 사회적으로 낙인찍히는 경우가 많았으며, 범죄자, 갱단, 해군과 같이 사회의 특정 그룹과 연결되었다. 그러나, 일부 계층에서는 자기표현과 정체성을 나타내는 방법으로 문신을 차츰차츰 받아들여지기 시작하며 서서히 대중문화의 일부로 뿌리내리기 시작하였다.

1960년대와 1970년대의 반문화 운동과 함께 문신은 새로운 의미를 얻기 시작했다. 히피, 펑크, 모터사이클 갱 등 반문화 운동의 하나로 문신은 억압에 대한 저항, 개인의 자유, 사회적 규범에 대한 도전의 상징으로 사용되었다. 1970년대 후반부터 1980년대에 걸쳐 문신은 단순한 상징이나 표시를 넘어서 예술적인 표현의 수단으로 발전했다. 이 시기에 문신 예술가들은 복잡하고 세련된 디자인을 개발하기 시작했으며, 문신 스튜디오가 늘어나면서 문신은 예술적 표현으로 자리 잡았다. 20세기 후반, 문신 시술에 대한 헬스 및 안전 기준이 강화되면서 문신은 더욱 안전하고 전문적으로 시술되기 시작했다. 이에 따라 문신에 대한 대중의 신뢰가 높아지고, 문신을 받는 사람들의 층이 더욱 넓어졌다. 1990년대부터 문신은 주류 문화의 일부로 완전히 자리 잡았다. 연예인, 운동선수, 패션 아이콘 등 유명 인사들이 문신을 하면서 문신은 패션과 자기표현의 중요한 요소로 대중에게 받아들여졌다. 이때부터 문신은 연령, 성별, 직업, 계층을 막론하고 널리 퍼진 문화적 현상이 되었다.

현재는 레이저 문신 제거 기술의 발전, 다양한 잉크 색상과 스타일의 개발, 정밀한 문신 기계의 발전 등으로 문신의 품질과 다양성이 크게 향상되었다. 사람들은 사실적 초상화, 추상적인 디자인, 복잡한 기하학적 패턴 등 다양한 스타일의 문신을 선택할 수도 있다. 문신에 대한 사회적 인식도 크게 변화해서, 문신이 더 이상 특정 그룹이나 하위문화에만 국한된 것이 아니며, 직장에서도 문신이 허용되는 경우가 늘어났다. 현대에는 문신이 대규모 산업으로 발전하여, 전 세계적으로 문신 스튜디오가 증가하고 있으며, 문신 컨벤션과 이벤트가 열리며, 문신 예술가들이 국제적인 명성을 얻고 있다. 또한, 소셜 미디어의 발달로 인해 문신 예술가와 고객 간의 소통이 더욱 활발해졌다. 그리고 많은 사람들이 문신을 통해 자신의 정체성, 가치관, 신념을 표현하고 있다. 이러한 세계적인 추세에 따라서, 문신에 대해서 여전히 부정적인 인식이 강한 편인 대한민국에서조차도 자기표현의 수단 중 하나로 문신을 받아들이는 비율이 점차 늘어나고 있다.

문신의 역사를 통해 고찰해 보는 문신을 하는 동기와 그 사회적 의미

문신은 시대와 문화에 따라 다양한 의미와 목적을 가졌다. 고대부터 현대에 이르기까지 문신은 단순한 장식이 아닌, 사람들의 신념, 정체성, 사회적 지위를 나타내는 중요한 수단이었다.

옥스퍼드 대학의 인류학자 W. 힘블리는 "문신의 역사와 그 의미"에서 문신의 동기와 사회적 의미에 대해서 다음과 같이 이야기하였다. 고통 방지, 총상 예방, 질병 치료, 초인간적인 힘의 부여, 젊음의 유지, 샤먼의 초자연적인 힘의 강화, 사후 영혼 생존의 보장, 내세에서 영혼 식별, 행운, 익사 방지, 악귀의 구축(逐鬼), 영적 보호, 신의 보호와 보증 등이 그것이다. 결국 문신은 어떤 나쁜 것으로부터 보호받으려는 인간의 심리와 연관된 것 같다고 볼 수 있다. 이에 반해 독일의 인류학자 빌헬름 죄스트는 문신이 남성과 여성의 친밀한 교제와 관련된 개인적인 장식에 대한 관심의 결과라고 생각하였다. 심리분석가 월터 브럼버그와 같은 프로이트주의자들은 주로 유럽이나 미국의 문신에 초점을 맞춰서 논의하면서 문신은 가학적인 환상, 피학적 환상, 가학피학적 환상, 근친상간적 욕망에서 일어나는 죄의식, 억압된 동성애적 욕망, 수음 등을 상징한다고 주장하였다.

"문신의 역사"에서 조현설은 문신을 기능주의적 관점에서 주술적 기능, 종족표지 기능, 신분표지기능, 심미적 기능, 혈연 확인 기능, 서약 기능의 문신으로 분류하였다. 이 중 서약의 문신은 복수나 목표 또는 조직에 대한 충성을 다짐하기 위해 시행된다. 이런 서약 문신 중 오늘날 가장 흔한 것은 연인 사이의 관계를 확인하기 위해서 하는 문신일 것이다. 하지만, 조직이나 연인 사이의 서약이 일방적인 경우 문신은 상대방에 대한 심각한 폭력이 된다.

문신 시술을 받는 개인은 어떤 사회적, 심리적 상태일까?

많은 사람들은 자신의 개성을 표현하거나 중요한 삶의 사건을 기념하기 위해 문신을 한다. 이는 문신이 자기표현의 한 형태로서, 예술적이고 창의적인 방법으로 자신을 나타낼 수 있기 때문이다. 정신분석적 관점에서 문신을 하는 것은 공생, 분리, 과시주의, 영적 고통의 표현과 같은 문제와 관련이 있을 수 있다. 즉, 문신이 정신 내 갈등을 상징하고 자아의 발달 상태를 반영할 수 있다는 생각이다. 문신은 종종 감정의 가시적 표현이기에 자기 정체성, 집단 소속에 대한 욕구 또는 중요한 삶의 사건을 기념하는 것과 같은 동기와 연결될 수 있다. 트라우마에 대처하고 자존감을 높이거나 개성을 주장하는 방법으로 문신이 긍정적인 효과를 보일 수 있는 주장이다. 하지만 문신이 성격 특성 및 정신 질환 간의 관계가 있다는 연구도 많이 있다. 충동성, 공격성 및 위험 감수와 같은 특정 성격 특성은 종종 문신을 한 사람에서 나타난다는 의견이다.

문신은 특정 문화나 종교에서 중요한 상징적 의미를 가질 수 있다. 예를 들어, 일본의 이레즈미는 특정 사회적 신분이나 소속을 표시한다. 이렇게 범죄조직의 구성원들도 문신을 통해 집단의 구성원임을 서로 인증한다. 그리고 이미 형성되어 있는 문신 이미지를 이용해 타인을 위협하는 수단으로 사용하기도 한다. 이들에게 문신은 종족의 표지이면서 동시에 무기의 하나이다. 일부에서는 종교적 신념이나 신앙심을 표현하기 위해 문신을 새기기도 한다. 역사적으로 문신은 사회적 신분을 표시하는 방법으로 사용되었다. 고대 로마에서는 노예나 범죄자를 식별하기 위해 문신을 새겼으며, 반면 폴리네시아의 마오리족에게서는 문신이 높은 사회적 지위를 나타내는 상징으로 사용되었다.

미용 문신이나 범죄조직원임을 표시하는 문신의 경우를 제외하면 이들의 문신은 대부분 삶의 불안감과 긴밀한 관련이 있다. 이들은 많은 경우 술김에, 심심해서, 화가 나서, 삶에 대한 절망감으로, 가정불화로 인한 불만으로 혹은 사랑이나 금연과 같은 서약을 위해 문신을 한다. 여기에 최근의 경향으로 추가할 수 있는 것이 스타들의 문신에 대한 모방이나 징집 기피를 위한 문신이다. 왜 이들은 피를 흘리며 몸에 영구적인 흔적을 남기려고 하는 것일까? 이는 청소년기가 심리적 불안의 시기이면서 그 불안을 넘어 한 개인의 사회적 정체성을 구성해 가는 시기이기 때문이다. 불안에서 벗어나려면 어디에 소속되어야 하고 자신의 정체성을 구성해 줄 수 있는 어떤 삶의 모델이 있어야 한다. 물론 우리들 대부분은 문신 없이도 이 시기를 무사히 지나간다. 그러나 이 시기에 어려움을 겪는 젊은이들에게 문신은 일탈적 정체성을 드러냄으로써 자기만족을 느끼게 하거나 심리적 불안감을 지워주는 장치가 될 수 있다. 그리고 그것은 자신들을 기성세대의 윤리 안으로 동일화하려는 힘들에 대한 불만을 토로하는 상징적 기호가 되기도 하는 것이다.

의학적인 관점에서 고찰해 보면, 문신은 수술 후 재건이나 외상 후 심리적 치유의 한 형태로서 같이 긍정적인 효과를 가져올 수 있다. 유방암으로 인해 여성으로서 자신감이 떨어진 사람에게 유방 재건 수술을 시행하고 문신으로 유두의 색을 새겨 넣어 주는 것은 환자의 심리적 안정을 가져올 수 있다. 아주 심한 탈모 환자에게 짧은 머리카락 모양의 선상 문신을 다수 새겨서 자신감을 심어주는 것도 문신의 긍정적인 의학적 효과이다.

문신은 문화적, 사회적, 심리적, 의학적 차원을 지닌 복잡한 영역의 문제이다. 문신은 자존감과 신체 이미지에 긍정적인 영향을 미칠 수 있지만, 문신의 합병증이 발생하거나 정신적으로 불안정한 상황에서 시행되어 개인적, 사회적인 상황이 달려졌을 때 후회하게 되는 수도 있다. 오늘날 문신은 예술적 표현과 개인의 자유를 상징하는 형태로 진화하여 널리 행해지고 있다. 그중에서도 청소년 시기의 문신 시술은 그들이 겪는 심리적 불한과 정체성의 혼란과 연관이 있으므로 이들에 대한 사회적인 지원이 필요하다.

문신을 혐오하는 현상에 대해서

유교 문화에서 신체는 부모에게 물려받은 것이므로 손상하거나 변형해서는 안 된다는 가치관이 있다. 이에 따라 문신은 불경하고 불효한 행위로 간주된다.

또한, 대한민국에서 문신은 범죄자, 조직폭력배와 관련이 깊다. 이러한 이미지 때문에 문신은 사회적으로 부정적인 인식이 강하다. 영화와 드라마에서도 문신을 새긴 인물들이 종종 범죄자나 반사회적인 캐릭터로 묘사되는 경우가 많다. 뉴스에서도 범죄 사건이 보도될 때 문신을 한 사람의 모습이 같이 노출되는 경우가 많아, 이 또한 문신에 대한 부정적인 이미지를 강화하는 데 일조한다.

많은 직장에서 문신을 한 사람들을 채용하지 않거나, 문신을 가리도록 요구한다. 특히, 공무원, 교사, 의료인 등 특정 직업군에서는 문신이 금기시된다. 일부 종교에서는 문신을 금지하거나 부정적으로 본다. 이는 특히 보수적인 종교 단체에서 두드러지며, 종교적 신념을 가진 사람들이 문신을 혐오하는 이유가 될 수 있다. 대한민국 사회는 여전히 보수적이며, 눈에 띄는 문신을 한 사람들을 부정적으로 보는 경향이 강하다. 이는 가족이나 친구들 사이에서도 나타날 수 있으며, 사회적 관계에도 영향을 미칠 수 있다.

현재 대한민국에서는 문신 시술사는 별도의 자격증이나 면허 없이 활동할 수 없다. 법적으로 문신 시술은 의사 면허를 소지한 사람만이 합법적으로 수행할 수 있다. 그렇지 않은 경우, 불법 의료 행위로 간주되어 형사 처벌을 받을 수 있다. 벌금형 또는 징역형으로 처벌될 수 있으며, 문신 시술 업소도 폐쇄 조치를 당할 수 있다. 하지만 현실적으로 많은 문신 시술사들이 비의료인 신분으로 활동하고 있다. 이런 부분도 문신에 대해서 부정적인 이미지를 가지게 하는 원인이 된다.

상당수의 문신 시술사들은 전문적인 교육과정을 통해 기술을 습득하고 있지만, 법적 지위가 불안정한 상태이다. 그래서 이들은 법적 지위를 인정을 받기 위한 제도적 변화를 요구하고 있다. 최근 몇 년간 문신에 대한 사회적 인식도 변하고 있다. 문신을 패션이나 개인 표현의 한 형태로 받아들이는 사람들이 늘어나면서, 문신 시술에 대한 법적 규제를 완화하고 문신 시술을 합법화하는 법적 제도 개선이 필요하다는 의견이 많다. 문신 시술사를 위한 공식 자격증 제도 도입, 교육 및 위생 관리 기준 설정 등도 논의되고 있다. 이는 분명 문신 시술의 안전성을 높이고, 문신 시술사들의 권익을 보호하는 데 기여할 수 있다.

현재 대한민국에서 문신을 혐오하는 현상은 역사적, 문화적, 사회적, 종교적, 법적 요인들이 복합적으로 작용한 결과이다. 이러한 인식은 시간이 지나면서 변화하고 있지만, 여전히 많은 사람들이 문신에 대해 부정적인 태도를 가지고 있다. 문신에 대한 인식을 개선하기 위해서는 다양한 사회적, 문화적 노력이 필요하다.

의학적인 관점에서 문신

- 정신건강의학적인 관점에서 문신

정신과 환자와 비정신과 환자 사이에서 문신을 하는 동기에 뚜렷한 차이는 없다(Gittleson 1969, 1973; Buhrich 1982). 그러나 정신과 환자 중 문신을 가진 사람들은 감정적으로 미성숙하거나 성심리적 장애를 겪는 경향이 더 높다(De los Santos Sanchez-Barudo 1985, Palermo 2004에서 인용). 소수의 경우에는 환청이나 수동 현상과 같은 정신병적 경험이 문신을 하는 동기가 되었다고 하였다(Gittleson 1969). 강간과 같은 트라우마 사건 후 또는 외상 후 스트레스 장애를 앓고 있는 환자들이 문신을 하는 경우도 관찰되었다(Atkinson 2002; Manuel 2002).

문신을 한 일반 사람들과 문신을 한 정신과 환자들을 대상으로 한 정신병리학에 관한 연구에서 알코올 중독, 약물 남용, 충동성, 위험 감수 행동, 성격 장애의 비율이 더 높다고 보고했다. 또한 문신을 한 사람들은 자해 이력의 가능성이 높으며, 이는 성격 장애와 증가된 충동성의 결과일 수 있다고 하였다.

- 신경정신과적 장애

문신을 한 사람들 사이에서 신경정신과적 장애의 발생률이 더 높은 것으로 보고되었다. Lander와 Kohn(1943)의 연구에 따르면, 미국의 군 입대 센터에서 문신을 한 사람들의 전체 불합격률이 50% 더 높았으며, 문신을 한 사람들의 58%가 신경정신과적 장애를 이유로 입대가 거부되었다. 반면, 문신을 하지 않은 사람들의 입대 불합격률은 38%였다. Ferguson-Rayport(1955)에 의해 보고된 Kramish의 연구(1944~1946)에 따르면, 하루에 300명의 남성을 검사한 입대 센터에서 '사랑 문신'를 한 사람 중 90% 이상이 신경정신과적 장애로 인해 입대가 불허되었다.

정신과 환자 집단에서의 문신 유병률

정신과 환자 집단에서의 문신 유병률은 일반 인구보다 높으며, 15%에서 39% 사이로 보고된다(Lander 1943; Ferguson-Rayport 1955; Gittleson 1969, 1973; Williams 1998). 정신과 병원에 처음 입원한 환자를 대상으로 한 대규모 조사(Ferguson-Rayport 1955)에 따르면, 문신의 유병률은 16%로 나타났으며, Williams(1998)의 최신 연구에서도 정신과 입원 환자들의 문신 유병률은 16%로 보고되었다. 문신을 가진 정신과 입원 환자들은 문신이 없는 대조군에 비해 더 혼란스럽고 빈곤한 성장 배경을 가지고 있는 것으로 나타났으며, 이는 더 많은 시간 동안 아동 보호 시설에서 생활하고, 교육 연수가 적으며, 더 이른 나이에 집을 떠나는 것으로 나타났다(Buhrich 1982). 이들은 또한 거주 및 고용에서 더 큰 사회적 불안정을 보였다.

정신과 환경에서 문신을 가진 사람들은 성격 장애의 유병률이 높다. Ferguson-Rayport 등(1955)의 연구에 따르면, 문신을 가진 사람들의 10%는 조현병을 앓고 있으며, 57%는 성격 장애를 가지고 있었다. Gittleson 등(1969)은 급성 병동 남성 정신과 입원 환자 연구에서 문신을 가진 환자들 중 48%가 성격 장애를 가지고 있었다고 하였다. Buhrich & Morris(1982)의 입원 환자 연구에서는, 문신을 가진 사람들 중 조현병과 성격 장애의 유병률이 각각 30% 이상으로 확인되었다. Birmingham 등(1999)은 문신이 조현병의 평생 유병률과 연관이 있다고 보고했다.

여성 정신과 입원 환자들 사이에서 문신의 유병률은 남성보다 낮지만, 존재할 경우 정신병리학적 의미를 지닐 수 있다. Williams(1998)의 연구에서는, 정신과 병원에 입원한 여성 중 단 5%만이 문신을 가지고 있었다. Gittleson(1969)은 938명의 여성 정신과 입원 환자 중 단 두 명만이 문신을 가지고 있었지만, 둘 다 정신적으로 불안정한 성격을 보였다. Romans(1998)은 여성 커뮤니티 표본 연구에서는 문신을 가진 여성들이 더 많은 정신과적 증상, 경계성 인격 특성(borderline personality characteristics), 알코올 사용 증가와 연관이 있음을 확인했다. 문신을 가진 여성들 사이에서 어린 시절 성적 학대가 더 자주 보고되었다.

정신 질환과 문신의 위치 및 수

문헌에 따르면 문신이 가장 많이 새겨지는 부위는 팔뚝이다. 문신의 모양, 크기, 위치, 배열, 내용이 특정 정신 질환과 연관이 있는지에 대한 연구는 아직 제한적이며 결론을 내리기 어렵다. 성격 장애를 가진 사람들은 조현병 환자보다 여러 개의 눈에 띄는 문신을 가질 가능성이 더 높다(Gittleson 1969). 문신의 수와 성격 장애 간에 연관성이 있을 수 있으며, Measey(1972)는 문신이 16개 이상인 사람 중 82%는 성격 장애를 가지고 있었다고 하였다.

Ferguson-Rayport 등(1955)은 정신과 입원 환자들의 문신 특성을 연구한 결과, 성격 장애가 있는 사람들은 팔, 다리, 가슴에 다수의 문신을 가지고 있었으며 문신이 대체로 무질서하게 배치되어 있었다고 하였다. 성격 장애가 있는 사람의 문신은 종종 성적이거나 과장된 성격을 띠며, 내적 갈등과 사회적 규범에서 벗어난 성향을 반영했다. 반면, 조현병 환자들은 문신이 적었으며, 잘 드러나지 않는 부위에 새겨져 있었다. 조현병 환자의 문신은 개인적으로 상징적인 의미를 지니며, 일반 사회와의 분리를 나타냈다. 두 집단 모두 젊은 나이에 문신을 했으며, 조현병 환자의 경우는 정신 질환 발병 전에 문신을 했다고 하였다.

약물 남용

문신을 한 사람들은 약물 남용과 의존의 비율이 더 높다(Buhrich 1982; Williams 1998). 약물을 남용하는 사람들은 일반적인 문신을 하거나, 약물 남용을 숨기기 위한 문신을 새기는 경우가 더 흔하다. 예를 들면, 약물을 주사하는 위치를 가리기 위해 팔오금의 주사 부위에 문신을 새겨 굳은 정맥의 흉터를 숨기거나, 주사기, 양귀비, 대마초 등의 그림을 문신으로 새기는 경우가 있다.

청소년과 문신

문신을 하는 동기가 무엇이든 문신은 젊은 나이에 충동적으로 시행되고 있다. 청소년들 사이에서 문신의 유병률도 점점 증가하고 있으며, 인구 추정에 따르면 최대 16%의 청소년이 문신을 가지고 있다(Armstrong 1994; Preti 2006). 청소년 문신은 위험 감수 행동, 충동성, 자해, 약물 남용과 연관이 있다(Brooks 2003). 또한, 청소년 문신이 자살 또는 사고사의 위험 요소일 수 있다는 연구도 있다. 문신과 신체 피어싱을 한 여학생들에서 폭식증과 같은 섭식 장애도 더 흔하게 나타났다.

청소년들 사이에서 문신과 위험 감수 행동의 관계는 복잡하며, 이는 아마도 개인의 자아 정체성을 정의하려는 시도 또는 이전의 트라우마를 극복하려는 심리적 이유와 관련이 있는 것으로 추정된다. 따라서 청소년의 몸에 문신이 있는 경우, 위험한 행동을 할 가능성에 대한 주의 깊은 관찰과 심리적인 지지가 필요하다.

- 문신과 범죄 행동

이탈리아의 정신과 의사이자 범죄 인류학자인 롬브로소는 문신을 선천적 범죄자가 원시적이고 야생적인 행동에 따르려는 경향을 나타내는 명확한 징후로 간주했다(Ferracuti 1996). 문신은 성인 및 청소년 수감자들 사이에서 흔하게 발견되며(Post 1968; Newman 1982; Birmingham 1999; Strang 2000; Hellard 2007), 일반 인구보다 3배에서 5배 높은 유병률이 보고되었다(Strang 2000; Hellard 2007). 특히 정맥 주사를 사용한 성인 및 청소년 수감자들 사이에서 문신의 유병률이 더 높다(Putnins 2002). 정신 질환 유무와 관계없이 문신을 가진 사람들은 문신이 없는 사람들보다 과거 범죄 기록이 있을 가능성이 더 크다(Gittleson 1969, 1973; Buhrich 1982).

문신을 가진 사람들이 범죄를 저지를 가능성이 더 높은가, 아니면 문신이 범죄 하위문화의 일부인가에 대한 질문이 있을 수 있다. 아마도 이에 대한 정답은 두 가지 다일 것으로 생각한다. 범죄 조직원은 몸의 노출된 부위에 문신이 새겨서 특정 조직의 소속이나 회원임을 밖으로 드러내고자 한다. 이는 문신 그 자체가 개인이 범죄 조직과 연대하고 범죄 행동을 강화하는 역할을 할 수 있음을 의미한다. 반면, 범죄 행동에 가담할 가능성이 높은 특정한 심리적 특성을 가진 사람들이 문신을 할 가능성이 높을 수도 있다. 이는 공유된 위험 요인 때문으로 추정되며, 반사회적 또는 가학적 성격을 가진 수감자들이 감옥에 수감되었을 당시 문신을 했을 가능성이 더 높기 때문이다(Manuel 2002). 감옥에 수감된 청소년이 문신한 경우 적대적이고 공격적인 행동과 재범의 위험이 더 높다. 문신을 가진 남녀 모두에서 알코올 중독, 약물 남용, 충동성, 위험 감수 행동 및 성격장애가 높은 비율로 보고되고 있으며, 이러한 모든 요소는 범죄 행동의 위험 요인이다.

문신이 수감자들 사이에서 흔한 또 다른 이유는 시각적 의사소통의 한 형태로 사용되거나 방어수단이 될 수 있기 때문이다. 문신은 범죄 조직 소속과 범죄 이력을 나타내며, 공격성과 강인함을 상징하거나 외부적 방어의 한 형태가 될 수 있다. 또한 문신은 권위에 대한 반항, 지루함 해소를 위해 새겨지기도 한다.

수감자들 사이에서 문신은 공중 보건 문제로 여겨지며, 남녀 수감자의 20~30%가 감옥에서 문신을 한다. 이러한 문신 기법과 재료는 조악한 경우가 많아, C형 간염과 같은 혈액 매개 바이러스에 감염될 위험이 높다(Strang 2000; Hellard 2007).

문신을 지우기 시작하고 15년의 경험이 쌓이면서,

문신에 시간이라는 개념을 추가해서 긴 시간 곰곰이 생각해 보았다.

그랬더니 일반인의 눈높이에서 더 많은 이야기를 하고 싶어졌다.

현대인의 문신시술

다시 문신하는 사람이 많아지는 이유
반영구 화장도 문신인가요?
더 안전한 방법에 대한 제안
문신 산업의 활성화 방향은 이래야 한다.

현대인의 문신시술

다시 문신하는 사람이 많아지는 이유

고대사회에서 문신은 부족원의 증표와 주술적인 의미 또는 신분을 상징하는 수단이었다. 하지만, 오늘날 문신은 예술적 표현의 한 형태로서 전 세계적으로 인기를 끌고 있다. 문신은 더 이상 특정 집단이나 문화에 국한되지 않고, 다양한 배경을 가진 사람들이 개성과 스타일을 표현하기 위해 선택하는 방식이 되었다. 현재 우리는 문신을 주로 자신의 개성을 추구하는 도구나 몸을 치장하는 화장술로써 이용하고 있다. 수술 자국이나 흉터, 반점을 가리거나 미용 목적으로 눈썹, 입술, 아이라인, 헤어 라인 등에 문신을 하기도 한다. 또한, 자존감의 회복이나 우울증을 호전시키려는 목적으로도 문신을 새긴다. 문신 예술가들은 복잡하고 정교한 디자인을 창조하며, 문신의 예술적 가치를 높이고 있다.

문신이 활성화되는 현상에 대한 이해를 위해 앞서 이야기한 문신의 사회적 기능을 살펴볼 필요가 있다. 문신의 사회적 기능 가운데 오늘날 가장 두드러진 것은 아무래도 미적 기능일 것이다. 여성들은 아름다움을 표현하기 위해 눈썹 문신을 한다. 아이라인을 그리고 입술에도 선을 새겨 넣는다. 이런 반영구 화장 같은 경우는 더 이상 문신이라고 느껴지지 않을 정도로 일반화되었다. 영구적인 문신은 아니지만 헤나 문신도 역시 아름다움을 추구하기 위한 것이다.

가수, 영화배우, 스포츠 선수 등 대중문화의 스타들도 문신을 한다. 그들은 자신의 몸을 예술적 영감의 표현 매체로 삼는 경우도 있고 자신들이 추구하는 세계나 미적감각을 드러내기 위해 문신을 하기도 한다. 그리고 이들을 동경하는 청소년들도 이즈음 문신의 대열 속으로 뛰어들기 시작했다. 문신을 함으로써 자신들의 '영웅'들과 동일시되려고 하는 것이다.

여기에서 우리는 문신하려는 청소년의 심리적 상태에 대해서 더 주목할 필요가 있다. 십 대가 문신을 하기로 결정하는 것은 다면적이며 정체성 형성, 반항, 감정 표현, 또래 역학, 미적 감상, 심리적 발달의 조합에 영향을 받는다. 이러한 요소를 이해하여 문신 시술의 동기와 근본적인 심리적 상태에 대한 통찰력을 통해 이들을 올바른 길로 인도할 수 있어야 한다.

1 정체성과 자기표현

종종 청소년기에 자신의 개성을 정의하고 표현하고자 한다. 문신은 자기표현의 한 형태로, 정체성을 주장하고 다른 사람과 차별화하는 데 도움이 될 수 있다. 대중문화, 소셜 미디어, 또래 집단의 영향이 청소년 문신의 중요한 원인이 될 수 있다. 또한, 많은 청소년은 자신의 신념, 가치 또는 중요한 삶의 사건을 상징하는 것과 같이 개인적 의미가 있는 것을 문신으로 새기기도 한다. 이는 청소년에게 자신의 신체와 정체성에 대한 통제력과 소유권을 느끼게 해 줄 수 있다.

2 반항과 자율성

문신은 청소년이 부모나 사회적 기대에 반항하는 방법이 될 수 있다. 이러한 행위는 독립을 주장하고 전통적 규범에 도전하는 수단이 될 수 있다. 또한 문신은 자신의 몸과 삶에 대한 결정권과 자율성에 대한 욕구를 상징한다.

3 카피 메커니즘

문신은 청소년이 슬픔, 사랑, 분노 또는 불안과 같은 복잡한 감정을 표현하고 대처하는 방법이 될 수 있다. 이 과정은 카타르시스와 감정적 해방감을 제공할 수 있기 때문이다. 트라우마나 신체 이미지 문제를 경험한 일부 청소년에게 문신은 신체에 대한 통제감을 되찾는 방법이 될 수 있다.

4 동료의 영향과 사회적 역학

청소년들은 동료의 영향을 크게 받는다. 그래서 특정 그룹에 들어가거나 그들 사이에서 적응하기 위해 문신을 하기도 한다. 문신은 또한 사회적 유대감을 공유할 수 있기 때문에 친구와 같은 문신이나 그와 어울리는 문신을 공유함으로써 관계와 소속감이 강화된다.

5 미적 감상과 트렌드

일부 청소년은 문신의 예술적 측면에서 자신의 몸을 예술적 표현을 위한 캔버스로 볼 수 있다. 청소년은 현재 유행을 따르고자 하는 욕구가 강하므로 현재 트렌드와 유행하는 디자인의 문신을 시술하는 경우가 있다.

6 심리적 및 발달적 요인

청소년기는 위험을 감수하는 행동이 증가하는 시기이다. 경계를 탐구하고 한계를 시험하는 행동 패턴의 일부로서 문신을 하기로 결정하기도 한다. 이런 결정은 종종 충동적이며 장기적인 결과를 충분히 고려하지 않고 내려질 수 있다. 자존감이 높은 청소년에서 문신은 긍정적인 자기표현의 한 형태로 볼 수 있지만, 자존감이 낮은 이들에게 문신은 자신감을 높이거나 또래의 기대에 부응하는 행위로 생각할 수 있다.

반영구 화장도 문신인가요?

반영구 화장

반영구 화장은 문신의 한 기법이다. 미국에서는 화장을 의미하는 메이크업(make-up)과 지속성을 의미하는 영구(permanent)의 합성어인 영구 화장(permanent make-up) 또는 반영구 화장(semi-permanent make-up)의 용어가 사용되게 되었다. 국내에서는 오래 지속되는 화장을 의미하는 반영구 화장이라는 이름으로 용어가 자리 잡게 되었다. 피부에 미세한 입자의 색소를 소량 주입한다는 의미로 미세색소주입술(micropigmentation)로 불리거나, 윤곽과 수정을 강조하는 contour makeup, 오래 지속된다는 의미로 longtime makeup, 문신과의 차이점을 강조하기 위해 art makeup이라는 용어로 불리기도 한다.

도구를 사용하여 피부 내에 색소를 주입하는 침습적 행위라는 점에서 문신과 크게 다르지 않지만, 어떤 도구를 사용하여 어떤 깊이에 어떤 성분의 색소를 주입하느냐에 따라 문신 또는 반영구 화장으로 구분된다. 문신용 기계와 바늘을 이용하여 피부의 진피 하부까지 색소를 주입하여 특정 형태의 표시가 영구적으로 지속되는 시술을 문신이라고 한다. 반영구 화장용 기계와 바늘을 이용하여 주로 눈썹, 아이라인, 헤어라인, 입술 등에 미용 목적으로 시술하는 것을 반영구 화장이라고 한다. 반영구 화장에서 색소는 표피 하부와 진피 상부 사이에 주입되고 약 6개월에서 5년 정도 지속된다.

반영구 화장은 국소마취 후 전용 펜슬로 윤곽 디자인한 후 반영구 화장용 기계 등을 이용하여 디자인에 따라 선을 그리거나 면을 채우듯 색소 주입하는 시술이다. 화장에 드는 시간과 비용을 줄일 수 있고, 외모 개선과 결점 보완의 효과가 있으며, 땀이나 물에 지워지지 않아 일상생활과 스포츠 활동 시 편리하며, 이론적으로는 서서히 지워지므로 유행에 따른 재시술이 가능하다는 장점이 있다. 하지만 문신과 같이 한번 시술하면 레이저 등을 이용하지 않고 제거하기가 쉽지 않다는 단점도 있다.

최근 반영구 화장의 일부 잘 못 시술된 부분을 교정하기 위해서 피부색의 안료를 부분적으로 사용하는 경우가 종종 있다. 이렇게 잘못 시술된 반영구 화장을 교정하더라도 주위의 피부색과 안료의 색이 일치하지 않는다. 또한 이때 주로 사용되는 색소인 이산화타이타늄(Titanium Dioxide, TiO2)은 일반적인 문신 제거 레이저와 반응 시 검은색으로 변색되고 검게 변한 생성물은 통상적인 방법으로는 제거가 어렵다.

입술 반영구 화장 등에 사용되는 붉은색 안료는 다른 색의 문신 잉크에 비해서 삶의 질에 영향을 미치는 심한 피부 문제를 일으킨다. 알레르기 접촉피부염, 광알레르기 접촉피부염

(photoallergic contact dermatitis), 태선양 반응(lichenoid reaction), 육아종(granuloma) 및 가성림프종 반응(pseudolymphomatous reaction) 등이 있다.

더 안전한 방법에 대한 제안

문신은 오래된 전통을 가진 예술 형태로, 시간이 지나면서 기술적 발전과 문화적 변화에 따라 끊임없이 진화하고 있다. 더 많은 직업군에서 문신이 받아들여질 것이고, 문신을 한 사람들이 더 이상 차별받지 않는 사회적 분위기가 확산될 것이다. 문신은 개인의 다양성을 표현하는 수단으로서 더 널리 받아들여질 것이다. 다양한 문신 문화가 상호작용을 하며 새로운 스타일의 문신이 등장할 가능성이 있으며, 개인 맞춤형 문신 디자인이 인기를 끌 것이다. 결국 문신은 단순한 장식에서 벗어나 예술 작품으로서 가치를 지닐 수도 있을 것이다.

이렇게 미래에 문신 산업이 성장하기 위해서는 선결 과제로 문신 잉크의 안전성이 확보되어야 한다. 앞으로 문신 잉크는 생산 및 폐기 과정에서 환경에 무해하고 생분해가 가능한 것으로 개발되어야 한다. 시술 후 피부 알레르기나 자극을 줄이고, 장기적인 위험성이 없이 건강에도 더 안전한 안료의 개발은 문신 산업이 활성화되기 위해 꼭 필요하다. 시간이 지나면서 자연스럽게 흐려지는 잉크나 레이저로 아주 쉽게 제거되는 문신 잉크가 개발될 것이다. 이를 통해 사람들은 문신을 더 쉽게 제거하거나 다른 디자인으로 변경할 수 있게 될 것이다.

하지만 지금 당장은 이런 문신 안료의 발전을 기대하기는 어렵다. 그래서 저자는 증강 현실이나 문신 스티커 같은 대안을 제시해 본다.

비가역적인 변화를 동반하는 실제 문신을 시술하기 전, 증강 현실(AR, augmented reality) 기술을 통해 실제 문신을 하지 않고도 가상의 문신을 체험할 수 있는 기술이 발전하면, 사람들은 다양한 디자인의 문신을 미리 시도해 볼 수 있게 될 것이고 문신 후 해당 문신이 맘에 들지 않아서 얼마 있지 않아서 제거하기 위해 고통을 겪는 문제를 줄일 수 있을 것이다. 또한 실제 문신을 하지 않더라도 그 가상의 문신한 모습을 본인이 SNS에 올리는 사진에 아주 자연스럽게 합성하여 이용한다면 문신을 하지 않더라도 본인의 개성을 보여줄 수도 있을 것이다.

몇 년 전 20대 젊은 모 국회의원이 문신 스티커를 등에 붙이고 국회의사당을 배경으로 표현의 자유에 관해서 이야기를 한 적이 있었다. 지금 현시점의 문신 안료의 잠재적인 위험성을 완벽히 회피하면서 멋스러움을 뽐낼 수 있는 아주 좋은 방법이라고 생각한다. 문신 스티커는 일시적인 문신으로, 피부에 쉽게 부착할 수 있는 스티커 형태의 제품이다. 영구적인 문신 대신 일시적으로 다양한 디자인을 즐기고자 하는 사람들에게 좋은 선택이 될 수 있다. 그러나 지속 시간과 디자인의 한계 등을 고려하여 사용하는 것이 좋겠다. 문신 스티커는 피부를 뚫지 않기 때문에 감염 위험이 없다. 대부분의 문신 스티커는 피부 친화적인 재료로 만들어져 있어, 피부 자극이나 알레르기 반응이 적으며 해당 문제가 발생하더라도 문신처럼 오랜 기간 지속되지 않는다. 문신 효과는 일시적으로 며칠에서 몇 주 정도 지속된다. 마음에 들지 않으면 쉽게 제거할 수 있으며, 다양한 디자인과 색상을 쉽게 시도할 수 있어 손쉽고 안전하게 새로운 스타일을 시도할 수 있다. 문신 스티커는 온라인이나 오프라인 매장에서 쉽게 구입할 수 있으며 일반적으로 문신 시술에 비해 훨씬 저렴하다. 물만 있으면 누구나 쉽게 피부에 부착할 수 있고, 물이나 오일을 사용해 쉽게 제거할 수 있다. 하지만, 일부 소수에서 스티커의 접착제나 잉크에 알레르기 반응이 있을 수 있다. 만일 스티커가 무리하게 제거될 경우 피부에 자극이나 손상을 초래할 수 있다. 물, 땀, 마찰에 의해 쉽게 지워질 수 있으므로 수영, 샤워, 운동 등의 활동에 제한을 받는다는 단점도 있다. 또한, 고온이나 땀에 의해 문신 스티커의 접착력이 약해질 수 있으므로 날씨의 영향도 받는다. 오랜 기간 동안 동일한 특정 문신을 유지하기 위해서는 주기적으로 새 스티커로 교체해 주어야 한다.

아직 스티커는 미리 제작된 디자인을 사용해야 하므로, 개인 맞춤형 디자인을 구현하기 어렵다. 따라서 예술적인 섬세한 표현이나 독특한 디자인을 원할 경우, 문신 스티커로는 한계가 있다. 하지만 최근에 인공지능(AI, artificial intelligence)을 이용한 개인 맞춤형 문신 디자인 서비스를 제공하는 온라인 업체도 생겼다. 문신 잉크와 고분자 물질의 발달, 3D 프린팅 기술과 융합을 통하면 앞으로는 새로운 미래가 펼쳐질 것으로 기대된다. 지금의 기술로도 그때의 상황과 기분에 따라 개인의 취향에 맞춘 문신 디자인을 전문적인 컴퓨터나 디자인 지식이 없이도 창작해 낼 수 있다. 그리고 앞에 말한 증강 현실 기술을 통해서 자신의 가상 신체 이미지에 미리 적용할 수 있다. 이전까지 문신은 옷 가게에서 새 옷을 입어보고 고르듯이 시술을 선택할 수는 없었지만, 이제는 자신이 선택한 문신 스타일로 그 디자인을 신체 부위에 적용한 이미지를 머릿속에서 상상하는 것이 아닌 직접 모니터로 확인하고 선택할 수 있는 시대가 되었다. 최근에는 핸드폰 애플리케이션으로 선택한 디자인의 문신을 피부에 출력해 주는 프린터, 잉크, 고정제가 30만 원이 안 되는 가격으로 실제로 판매되고 있다. 문신의 크기, 색상, 지속성 등에서는 아직 한계가 있을 것으로 예상되나 앞으로 전자, 기계 및 화학, 고분자 공학의 발전은 매일 옷을 갈아입듯이 편하고 안전하게 문신 문화를 즐길 수 있게 도와줄 것으로 기대된다.

미래의 문신은 단순한 상징적인 기능에 더해 자기 정체성이나 예술적 표현의 방식으로 발전할 것이다. 또한, 사회적 인식도 계속해서 변화해서 점점 더 많은 사람들에게 문화적 아이콘이나 자기표현의 한 수단으로 거부감 없이 받아들여질 것이다. 이를 대비하기 위해 여러 가지 기술의 융합과 혁신, 제도적인 장치의 마련이 필요하다. 우리 아이들을 포함한 국민 건강에 위협이 발생하지 않도록 문신 산업의 더 안전한 방향으로의 발전에 대해서도 함께 고민해야 한다.

문신 산업의 활성화 방향은 이래야 한다.

지금 대한민국에는 문신 산업이 활성화되어야 한다는 주장도 있다. 의사들의 고집으로 블루오션으로 항해를 시작하지 못한다는 의견도 한다. 의사 사회 내에서도 문신이 활성화되면 문신을 제거하러 병원에 오는 사람이 많아지므로 문신 시술이 널리 보급되도록 해야 한다는 이야기도 심심치 않게 들린다. 예술적인 감각을 가진 의사가 문신사로서 일을 하기도 하고, 유방제건 수술 후 환자를 위해서 보다 자연스러운 유두를 만들어주기 위해 문신을 배우는 의사도 있다. 치료가 되지 않는 탈모 환자들을 위해 머리카락과 최대한 비슷하게 문신을 새기기 위한 기술을 발전시켜 가는 의사들도 있다. 의료법의 테두리 밖에서 문신에 대한 문제를 방치하는 것이 국민 건강에 더 위험하다는 의견도 있고, 법과는 달리 현실에서는 문신사에 의한 문신이 널리 행해지고 있다. 그 뿐만 아니라, 문신사가 문신제거 레이저까지 사용해야 한다고 생각하는 사람도 있다. 문신 산업이 블루오션이라서 이렇게 많은 주장이 존재할까? 우리나라는 내수로 먹고 살아갈 수 있는 인구를 가지고 있지 않다. 의료 관광처럼 해외 고객을 대상으로 문신 사업을 해본다고 주장할 수 있으나, 그러한 비즈니스는 전 세계 어디에서도 아직 검증되지 않았다. 따라서 문신 시술을 활성화시켜도 국민경제에는 큰 도움이 되지 못한다. 이들 주장은 다 자기 개인 또는 그 단체의 주장일 뿐이다. 결국 문신 산업과 연관된 갈등은 개인의 표현의 자유와 국민 건강의 관리 사이의 문제이지 산업에 대한 고찰은 없다고 생각한다.

정말 문신 산업과 연관된 블루오션은 아직 눈에 보이지 않는 새로운 세상이라고 생각하고, 우리는 이 영역에서 선두 주자가 될 자질이 충분하다고 생각한다. 대한민국이 산업적으로 잘하고 있는 화학, 고분자물질, 신약의 안전성 평가, 인공지능 및 컴퓨터 소프트웨어 등 강점을 살린 안전한 문신 잉크의 생산, 보다 자연스럽고 오래 지속되는 문신 스티커의 개발, 가상현실 및 프린팅 기술과 연관한 개인 맞춤형 문신 출력 등이 앞으로 다가올 새로운 문신의 미래라고 생각된다.

문신을 지우기 시작하고 15년의 경험이 쌓이면서,

문신에 시간이라는 개념을 추가해서 긴 시간 곰곰이 생각해 보았다.

그랬더니 일반인의 눈높이에서 더 많은 이야기를 하고 싶어졌다.

“나 다시 돌아갈래!”

문신을 제거하는 방법들
문신을 한 사람도 늙어간다.
사회와 시간 속에서의 문신
그래도 완전히 지우기는 어렵다.

"나 다시 돌아갈래!"

문신을 제거하는 방법들

문신 제거술

문신 제거술은 문신을 없애기 위해 시행되는 다양한 의료 절차를 말한다. 문신 제거의 필요성은 개인적인 사유, 직업적인 이유, 디자인의 변경 또는 부적절한 문신 시술로 인한 경우 등 다양하다. 문신 제거술에는 여러 가지 방법이 있으며, 각 방법은 효과, 비용, 부작용 등의 측면에서 다르다.

1 레이저 문신 제거술

레이저 문신 제거술은 고강도의 빛 에너지를 사용하여 문신 잉크 입자를 분해하는 방법이다. 이 방법은 현재 가장 효과적이고 널리 사용되는 문신 제거 방법으로, 다양한 색상과 크기의 문신에 적용될 수 있다. 레이저 빛은 문신 잉크 입자에 흡수되어 고온으로 가열되며, 이에 따라 잉크 입자가 작은 조각으로 분해된다. 분해된 잉크 입자는 신체의 림프계를 통해 자연스럽게 제거된다.

Q-스위치 엔디야그 레이저 (Q-Switched Nd:YAG Laser)는 가장 대표적인 문신 제거 레이저이다. 검은색 문신 색소는 1,064nm 파장 빨간색 잉크는 532nm 파장을 사용하여 제거한다. Q-스위치 루비 레이저 (Q-Switched Ruby Laser)는 694nm 파장을 사용하여 녹색 및 파란색 잉크를 제거하는 데 효과적이다. Q-스위치 알렉산드라이트 레이저 (Q-Switched Alexandrite Laser)는 755nm 파장을 사용하며 녹색, 파란색, 검은색 잉크를 제거하는 데 효과적이다.

최근 Q-스위치 레이저의 펄스폭인 나노초보다 훨씬 더 짧은 1조분의 1초(피코초) 단위로 매우 짧은 펄스를 방출하는 피코초 레이저가 문신 제거에 이용되고 있다. 매우 짧은 시간 동안 높은 에너지를 잉크 입자에 전달하여 보다 더 강한 광음향 효과(photoacoustic effect)에 의해 입자를 더 미세한 조각으로 분해한다. 이렇게 더 작은 조각으로 분해된 문신 잉크는 신체 내에서 림프계를 통해 더 빠르고 효과적으로 제거될 수 있다. 피코초 레이저는 이전의 레이저보다 더 적은 시술 횟수로 동일한 결과를 얻을 수 있으며, 컬러 문신의 제거에도 더욱더 효과적이다. 펄스 지속 시간이 짧으므로 문신 색소 주변 조직에 대한 열 손상이 적어 회복 시간이 더 짧으며, 홍반, 색소침착, 흉터 발생 등의 부작용도 더 적게 발생한다. 다만 회당 문신 제거 비용이 Q-스위치 레이저보다 비싸다는 단점이 있지만, 보다 적은 시술 횟수가 필요하므로 총비용은 비슷하거나 더 낮을 수 있다.

레이저 문신 제거술은 문신을 제거하는 가장 효과적이고 안전한 방법의 하나로 다양한 레이저 파장을 사용하여 여러 색상의 문신 잉크를 효과적으로 제거하는 방법이다. 시술 후 일시적으로 피부 붉어짐 및 붓기가 있고, 물집 및 딱지나 색소 침착이 종종 생길 수 있으나 대부분 시간이 지나면 저절로 회복된다. 드물게 색소 저하나 감염이 발생할 수도 있다. 하지만 피부를 절개하지 않으므로 상처나 흉터가 남을 가능성이 작고 다른 방법에 비해서 회복 기간이 비교적 짧다. 대부분은 4~8주 간격으로 여러 번의 시술이 필요하며, 시술 횟수에 따라 비용이 많이 들 수도 있다.

2 외과적 제거술

작은 크기의 문신은 외과적 제거술은 문신이 있는 피부를 외과적으로 절개하고 봉합하여 제거할 수도 있다. 큰 문신의 경우 절개 후 피부 이식을 시행하기도 한다. 이런 외과적 제거술의 장점은 문신 부위를 물리적으로 제거하므로 문신을 완벽히 없앨 수 있다는 점이고, 단점은 절개와 봉합으로 인해 흉터가 남는다는 점과 높은 수술 비용과 시술 회복 기간이 필요하다는 것이다.

3 박피술

화학적 박피술은 피부의 표면층을 화학 용액으로 벗겨내는 방법으로 주로 트라이클로로아세트산(TCA) 용액을 사용한다. 피부에 도포된 화학용액에 의해 피부의 표면층이 벗겨지면서 문신 잉크가 함께 제거된다.

미세 박피술은 피부의 표면을 미세한 입자로 연마하여 벗겨내는 방법으로 크리스탈 또는 다이아몬드 팁을 이용한다. 화학적 박피술과 달리 물리적으로 잉크가 포함된 피부층을 벗겨내는 방법이다.

이들 박피술은 깊게 시술하는 경우 흉터가 발생할 우려가 아주 높다. 대부분의 문신이 진피층에 위치하기 때문에 효과는 제한적이며, 부작용에 대한 우려가 높으므로 권장하기는 어렵다.

문신 제거 레이저 시술의 부작용

문신 제거 레이저 시술은 많은 경우 효과적이고 안전하게 수행될 수 있지만, 모든 의료 절차와 마찬가지로 부작용이 발생할 수 있다. 부작용은 시술 부위의 특성, 잉크의 종류, 시술자의 기술 수준 등에 따라 다를 수 있다.

1 피부 반응

레이저 에너지가 피부에 흡수되면서 일시적으로 피부가 붉어질 수 있으며, 일반적으로 시술 후 몇 시간에서 며칠 동안 지속될 수 있다. 또한, 그 에너지가 피부에 자극을 주어 시술 후 몇 시간에서 며칠 동안 지속되는 부기가 발생하기도 한다. 레이저의 열에너지가 높은 경우나 표피 가까운 부위에 색소가 많은 경우에는 시술 부위에 물집이 생기기도 한다. 물집은 일반적으로 시술 후 며칠 내에 발생하며, 자연스럽게 터지거나 저절로 흡수된다. 물집은 터뜨리지 말고, 깨끗하게 유지하며 항생제 연고를 사용하여 감염을 예방해야 한다. 물집이 터지거나 피부 표면이 손상되면 딱지가 형성된다. 보통 몇 주 내에 자연스럽게 떨어지므로 강제로 제거하지 말고, 자연스럽게 떨어지도록 항생제 연고를 바르면서 기다려야 한다.

2 색소 변화

레이저 시술 후 피부가 과도하게 색소를 생성하여 시술 부위가 어두워질 수 있다. 몇 주에서 몇 달 동안 지속될 수 있으나, 대부분 시간이 지나면서 자연스럽게 사라집니다. 그 동안 자외선 차단제를 사용하여 햇빛으로부터 피부를 보호해야 한다. 미백 연고를 발라서 색소 침착을 빨리 호전시킬 수 있다. 레이저 에너지가 피부의 멜라닌 세포를 과도하게 훼손해 색소가 줄어들어 시술 부위가 밝아질 수도 있다. 저색소침착증은 몇 주에서 몇 달 동안 지속될 수 있으며, 일부 경우에는 영구적인 경우도 있다.

3 감염

레이저 시술 후 피부 표면이 손상되어 세균이 침투할 수 있다. 이는 비위생적인 환경이나 부적절한 사후 관리로 인해 발생할 수 있다. 따라서, 시술 부위를 깨끗하게 유지하고, 손을 깨끗이 씻은 후 그 부위를 만져야 한다. 시술 후 피부의 상태에 따라 경구 또는 외용 항생제 연고를 사용하거나, 드레싱 하거나 밴드로 보호하여 외부 오염이나 감염을 예방할 수 있다. 예방 조치에도 불구하고 감염 증상이 나타나면 즉시 피부과를 방문하여 전문적인 치료를 시작해야 한다.

4 흉터

레이저 시술 중 과도한 에너지가 피부 깊숙이 침투하여 피부 조직에 큰 손상을 주게 되고 재생 과정에서 흉터를 형성할 수 있다. 따라서, 문신 제거 시술은 숙련된 피부과 전문의가 적절한 레이저를 선택하여 적당한 에너지로 시술을 시행해야 한다. 부작용으로 흉터가 생긴 경우 피부과 전문의의 진료를 통해 치료를 받아야 한다.

5 통증 및 불편감

레이저 시술 중 피부에 에너지가 집중되면서 따끔거림이나 화끈거림이 생긴다. 시술 전에 국소

마취 크림을 사용하여 통증을 줄일 수 있고, 시술 후 냉찜질을 통해 통증과 불편감을 완화할 수 있다. 만일, 통증이 심하면 시술 후 의사에게 진통제를 처방받아 투약하기도 한다.

문신 제거 레이저 시술은 많은 경우 효과적이고 안전하게 수행될 수 있지만, 부작용이 발생할 가능성도 있다. 부작용을 최소화하기 위해서는 시술 전후 적절한 관리와 예방 조치를 취하는 것이 중요하다. 또한, 숙련된 문신 시술자에게 시술받는 것이 부작용의 발생을 줄이는 데 도움이 된다. 시술 후에는 피부를 청결하게 유지하고, 자외선 차단제 사용, 항생제 연고 사용 등을 통해 부작용을 관리해야 한다. 감염이나 흉터 등이 발생하는 경우는 피부과 전문의의 진료를 받고 치료를 하는 것이 중요하다.

문신 제거 치료효과를 높이는 방법들

문신 제거의 효과를 극대화하기 위해 레이저 치료 방법을 개선하고 최적화하는 다양한 전략들이 있다. 레이저 치료는 매우 정교한 기술을 요구하며, 시술의 성공 여부는 여러 요소에 따라 달라질 수 있다.

특정 파장의 레이저는 특정 색의 문신을 제거하는 데 효과적이므로, 제거하고자 하는 문신의 잉크 색에 따라 특정 파장의 레이저를 선택한다. 1,064nm 파장은 검은색과 파란색 잉크 제거에, 532nm 파장은 빨간색, 주황색, 노란색, 694nm 파장은 녹색, 755nm 파장은 파란색과 녹색 잉크 제거에 효과적이다. 따라서 컬러 문신의 경우는 하나의 레이저가 아닌 여러 가지 레이저가 필요하다. 이러한 점 때문에 전문의의 진료가 필요하다고 할 수 있다.

피코초 레이저는 이전의 레이저 시스템에 비해 더 적은 시술 횟수로도 효과적인 문신 제거가 가능하지만, 일부에서는 Q-스위치 레이저와 복합치료가 더 효과적인 경우도 있다.

프랙셔널 레이저(Fractional Laser)는 전체 피부 표면이 아니라 작은 부분에만 에너지를 집중시켜 더 빠른 회복과 더 적은 부작용을 유도하는 방식의 레이저로 주로 흉터 치료에 사용된다. 피코초 레이저나 Q-스위치 레이저와 병합하여 사용할 경우, 아주 잘게 부서진 잉크 조각들의 경표피 배출(Transepidermal elimination)을 촉진해서 문신 제거 레이저 치료의 효과를 증가시킬 수 있다.

화학 박피술이나 미세 박피술 같은 시술도 피코초 레이저나 Q-스위치 레이저 같은 문신 제거 레이저 광선의 침투 깊이를 증가시킬 수 있으나 흉터 등의 부작용 발생 위험도 커지므로 권고하지는 않는다.

문신의 크기와 색상에 따라 4~8주 간격으로 시술 후 피부가 충분히 회복할 수 있는 시간을 확보하며 점진적으로 문신을 제거해야 한다. 피코초 레이저의 등장으로 시술 후 회복 속도의 상승과 치료 횟수 및 기간의 단축, 치료 성공률의 상승이 있었지만, 보다 더 빠른 치료를 위해 피부과에서는 여러 가지 문신 레이저를 함께 치료하는 경우가 많다. 대표적으로 R20 방법(R20 method)과 R0 방법(R0 method)이 있다.

R20 방법은 한 번의 세션(session) 동안 첫 번째 레이저 치료 후 20분의 휴식 시간을 두고 다시 레이저 치료를 하는 방식을 의미한다. 피코초 레이저나 Q-스위치 레이저 문신 제거 시술 직후 표피에 하얀 딱지가 일시적으로 발생하는 데 이를 프로스팅(frosting)이라고 한다. 짧은 펄스폭의 레이저 광선에 의해 순간적으로 가스가 다량 발생하여 표피 내에 모여 있는 것으로 이 프로스팅 위에 다시 레이저를 조사하여도 광선이 밑으로 침투되지 않으므로 표피 내의 가스가 저절로 사라질 때까지 기다렸다가 다시 추가 레이저 광선을 조사하여 더 많은 문신 잉크를 한 세션의 치료에서 제거할 수 있게 만드는 방법이다. 전체 치료 횟수와 기간을 줄일 수 있는 장점은 있지만 한 세션의 치료 시간이 길어지는 단점이 있다.

R0 방법은 한 번의 시술 세션 동안 여러 번의 레이저 치료를 연속으로 진행한다는 점은 R20 방법과 동일하나, 프로스팅이 사라지기까지 기다리는 20분의 휴식 시간 없이 바로 레이저 시술을 연속적으로 수행하는 방식을 말한다. 프로스팅이 생기면 표피 내의 가스 버블(gas bubble)이 형성되었다는 사실을 의미한다. 이 상태에서는 추가적인 레이저 조사가 이루어져도 빛이 가스 버블을 통과해서 진피로 내려가기 어렵다. 따라서 프로스팅이 발생하였을 때 휴식 시간 없이 레이저를 계속 조사하면 열과 광음향효과로 인한 손상이 누적되어 흉터의 발생 위험이 커진다. Perfluorodecalin (PFD) 패치는 빛에 대한 투과성이 높으면서 피부 조직에 산소를 공급해 주며, 프로스팅의 발생을 막아 준다. 따라서 R0 방법으로 문신을 제거하고자 할 때 충분히 높은 에너지를 이용하고, 보다 효과적이면서 안전하게 시술하도록 도와준다. 하지만, 비용이 비싸다는 단점이 있다.

R0나 R20 방법 모두 한 세션에 2번 이상의 레이저 조사를 안전하게 시술하여 총치료의 회수와 기간을 줄이기 위한 방법이다. 실제 문신의 치료에서는 프랙셔널 레이저, 여러 파장의 피코초 레이저 및 Q-스위치 레이저를 한 세션에 사용하는 경우가 많다. 깊게 침투하는 파장의 레이저를 먼저 사용하고 점차 표피 쪽으로 얕게 침투되는 레이저를 이용한다. 이때 프로스팅이 아주 약하게 생기는 정도의 에너지를 이용해서 시술하게 되면 20분 정도의 휴식 시간 없이 다른 부위에 레이저 치료를 하다가 처음 치료한 부위에 다시 돌아올 때까지 수 분 이내에 표피 내의 가스 버블이 사라지게 된다. 이후 서서히 레이저의 에너지를 올리면서 점상출혈이나 프로스팅이 확실하게 나타날 때까지 여러 가지 레이저를 순서대로 사용한다.

문신치료는 Q-스위치 레이저가 널리 보급되면서 안전한 치료가 시작되었고, 피코초 레이저가 도입되면서 이전에 치료하기 힘들었던 문신도 치료할 수 있게 됐다. 피코초 레이저는 컬러 문신 및 이전 Q-스위치 레이저 치료에 저항하는 문신에도 더욱더 효과적이다. 또한, 부분적으로 잘못 시술된 문신을 교정하기 위해서 사용되는 살색 안료의 색소인 이산화타이타늄(Titanium Dioxide, TiO2)은 Q-스위치 레이저 시술 후에 검게 변색되며 잘 제거되지 않지만, 피코초 레이저로는 비교적 쉽게 제거할 수 있다.

문신 제거에서 기존의 치료와는 차별되는 효과와 안전성을 보이는 피코초 레이저이지만, 1,064nm Nd:YAG laser의 경우는 점상출혈(petechiae)이 쉽게 생겨서 치료효과가 제한되거나 심한 점상출혈 후 색소침착이 남는 부작용이 더 많이 발생한다. 755nm 알렉산드라이트나 532nm KTP 피코초 레이저의 경우는 표피에 물집이 더 잘 생기므로 시술 시 주의가 필요하다. 마지막으로 짧은 시간에 아주 높은 에너지가 조사되어 문신 잉크를 더 잘게 부수는 점은 장점이지만, 아주 큰 문신 잉크 덩어리나 외상성 문신의 경우는 Q-스위치 레이저가 더욱 효과적인 경우도 있다.

문신 제거의 효과를 높이기 위해서는 적절한 레이저 선택, 시술 방법의 최적화, 복합치료, 시술 전후의 철저한 관리가 중요하다. 레이저 치료는 매우 정교한 기술을 요구하며, 시술자의 숙련도와 환자의 협조가 최상의 결과를 얻는 데 필수적이다. 피부과 전문의와 상담하여 자신에게 가장 적합한 치료 계획을 세우고, 철저한 관리를 통해 부작용을 최소화하면 문신 제거 효과를 극대화할 수 있다.

문신을 한 사람도 늙어간다.

문신을 한 사람도 시간이 지나면서 자연스러운 노화 과정 중에 여러 요인에 의해 문신이 변형되고 퇴색하는 등의 변화를 겪는다.

시간이 지나면서 문신이 햇빛에 노출되면 자외선(UV)으로 인해 색상이 퇴색할 수 있다. 신체의 자연적인 대사 과정에서 일부 잉크가 분해되면서 색상이 변할 수도 있다. 또한, 피부의 정상적인 재생과정에서 문신 잉크의 입자가 밀려나면서 표피로 배출되어 선명도가 떨어지고 색상이 점점 옅어질 수 있다(transepidermal elimination). 또한 잉크가 옆으로 약간 이동하면서 문신의 경계가 흐려지거나 번져 보일 수 있다. 나이가 들면서 피부가 얇아지면 문신의 색상이 더 옅어 보일 수 있다. 그리고 노화로 인해 피부가 건조해지면서 문신 부위가 각질로 덮일 수 있다. 이 또한 문신의 선명도를 낮추는 요인이 될 수 있다. 이렇게 시간이 지나면서 문신의 색상이 퇴색하면 선명도를 유지하기 위해 정기적인 터치업을 통해 색상을 보강할 수 있다.

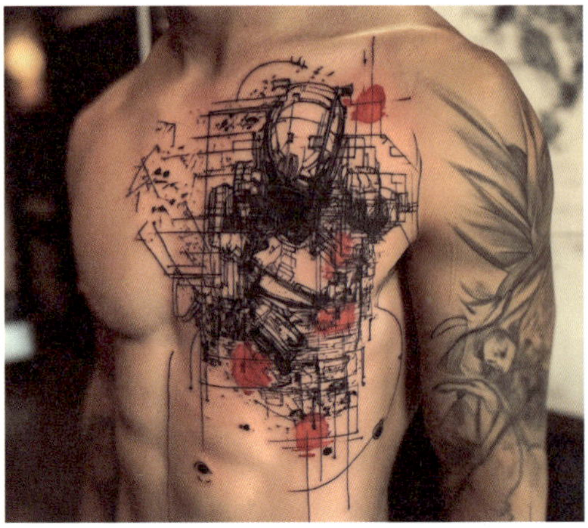

그림 1 | 문신도 세월이 지나면 색이 바랜다. 왼쪽 가슴에 최근 새로 새긴 문신을 그려보았다. 인공지능이 완벽하지 않아 왼쪽의 대흉근이 위축되고 유두도 그리지 않았지만, 새로 새긴 검은색 문신의 선명한 색상과 주위의 홍반, 그리고 바늘로 인한 상처가 회복되는 초기 염증 반응에 의한 약간의 융기된 질감까지 잘 표현되어 있다. 이 그림에서 우리가 봐야 할 점은 왼쪽 팔의 문신이다. 20년 정도 전에 새긴 문신이 시간이 경과되어 주의로 번지고 햇빛에 노출되어 분해되면서 색상이 흐릿하고 푸르스름해진 상태가 매우 잘 표현되어 있다.

20대에 멋진 문신을 몸에 새긴 사람도 60대 노인으로 늙어간다. 이렇게 노화로 인해 피부의 콜라겐(collagen)과 탄력섬유(elastin)가 감소하면 피부가 늘어지고 주름이 생긴다. 이에 따라 문신의 모양이 변형될 수 있다. 추가로 중력의 영향으로 피부가 처지면서 문신의 위치와 형태는 더 많이 왜곡된다. 자외선과 노화의 영향으로, 소위 검버섯으로 불리는 일광 흑자(solar lentigines)나 지루각화증(seborrheic keratosis)이 노년의 피부에 발생한다. 이는 문신을 한 사람에게도 동일하게 적용된다. 문신의 붉은 장미가 있는 부위에 검버섯이 피어날 수도 있다는 말이다. 물론 극단적인 비유이지만, 노화로 인한 피부의 색소침착과 같은 이런 변형은 문신 부위에도 영향을 미친다.

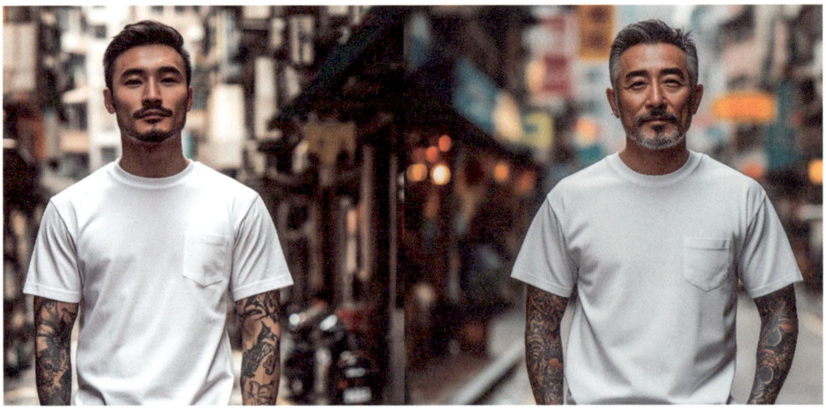

그림 2 | 사람도 나이가 들어간다. 똑같은 사람이 나이가 들어가는 모습과 똑같은 문신이 동시에 흐릿해지는 그림을 표현할 수가 없어서 최대한 비슷하게 만들기 위해 노력했다. 흐려지는 문신을 커버하기 위해서 더 찐한 이레즈미 스타일로 추가 문신을 했다고 이해해 주시면 좋겠다. 문신은 예술이고 패션이라고 한다. 하지만 사람의 피부는 기분에 따라 새로 바꿔 입는 파티의 화려한 의상이 아니라, 80년의 일상을 매일 똑같이 입으면서 살아가야 하는 일상복이다. 화려한 문신은 젊은 날의 잠깐의 파티에서 멋있어 보일 수 있지만, 우리는 늙어가고 파티는 끝나고 긴 일상이 지속된다.

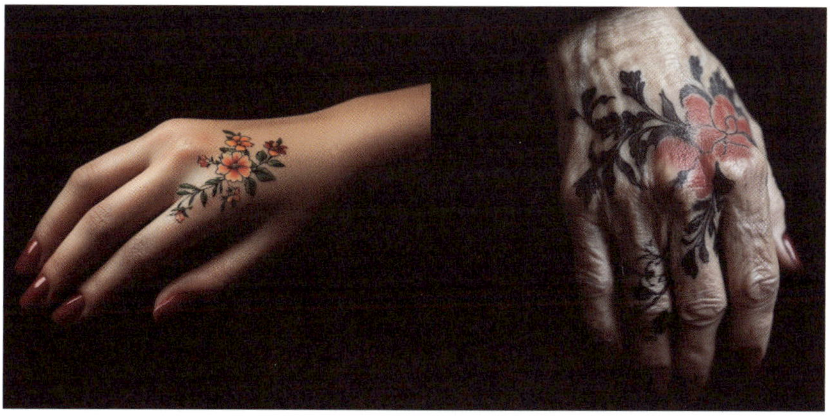

그림 3 | 반듯한 종이 위에 그린 예쁜 그림도 구겨지면 아름다움이 반감된다. 젊은 여자의 손에 있는 작은 문신은 매끈한 피부로 인해 더 생기 있게 보인다. 하지만 나이가 든 여자 손의 문신은 쭈글쭈글한 주름, 탄력을 잃어버리고 얇아진 피부, 두드러지는 혈관들에 의해서 문신의 아름다움이 반감된다. 물론 인공지능의 한계로 인해 손등의 문신 위에 발생한 흑자와 지루각화증 같은 변화나 긴 세월의 흐름으로 인한 문신 색소의 흐려짐을 표현되지 못하였지만, 노화 과정의 피부 질감 변화만으로도 문신에 미치는 영향을 간접적으로 경험해 볼 수 있다.

문신을 한 사람도 정상적인 노화 과정에서 색상 퇴색, 선 번짐, 피부의 변화 등을 경험할 수 있다. 이러한 변화를 최소화하기 위해 평소 자외선 차단, 피부 보습, 건강한 생활 습관, 정기적인 터치업 등이 필요하다. 문신을 고려하는 사람들은 이러한 세월에 따른 변화를 이해하고, 적절한 관리 방법을 시행하여 문신의 아름다움을 오랫동안 유지할 수 있도록 노력하여야 한다.

사회와 시간 속에서의 문신

문신은 개인의 표현 수단으로 오랫동안 존재해 왔지만, 시간이 지남에 따라 문신의 유행이 바뀌거나 사회적 문제가 발생할 수 있다. 유행 변화, 사회적 인식, 직업적 제약, 문화적 갈등 등 다양한 요인을 고려하여 문신을 신중하게 결정하는 것이 중요하다. 문신이 직업 선택에 영향을 미칠 수 있음을 인지하고, 필요한 경우 문신을 가릴 수도 있도록 시술하여야 한다. 그리고 사회 보건의 차원에서 문신 시술이 관리되어 전염병의 전파 경로가 되지 않도록 관리되어야 한다.

1 문신의 유행 변화

문신 디자인의 유행은 패션 트렌드처럼 변한다. 특정 스타일이나 디자인이 특정 기간 인기를 끌다가 시간이 지나면 유행이 바뀔 수 있다. 트라이벌 문신, 중국어 한자, 켈트 문양 등은 과거에 인기를 끌었지만, 현재는 인기가 식었다. 반대로, 미니멀리스트 디자인, 수채화 문신, 점묘화 문신 등은 최근에 인기를 끌고 있다.

영화, 음악, 스포츠 스타와 같은 대중문화의 영향으로 특정 문신 디자인이 유행할 수 있다. 개인의 취향이나 생활 방식이 시간이 지나면서 변할 수 있다. 따라서 자신이 과거에 좋아했던 디자인이나 의미가 시간이 지나면서 바뀔 수 있다. 이는 나이가 들면서 더 성숙한 시각을 갖게 되어 과거의 문신이 더 이상 자신을 잘 대표하지 않는다고 느낄 수 있기 때문이기도 하다.

나이가 들어가면서 일반적으로 눈썹과 눈 사이의 거리는 서서히 멀어진다. 그래서 이전의 문신을 지우고 새로운 눈썹을 그리고자 하는 고령의 여자 문신 제거 환자들이 많다. 또한 이전에 유행하던 우아한 아치를 그리는 가늘고 유려한 눈썹 문신의 형태는 지금 유행하는 심플한 직선 형태인 눈썹의 모양과 다르다. 또한 20년 전에 새긴 눈썹 문신은 나이가 들면서 검은색 안료가 자외선과 태양광선, 체내 대사 과정의 결과로 푸르스름한 색으로 변했다. 세월이 지나 아름다웠던 눈썹 문신은 지워야 할 것이 되어 버렸다.

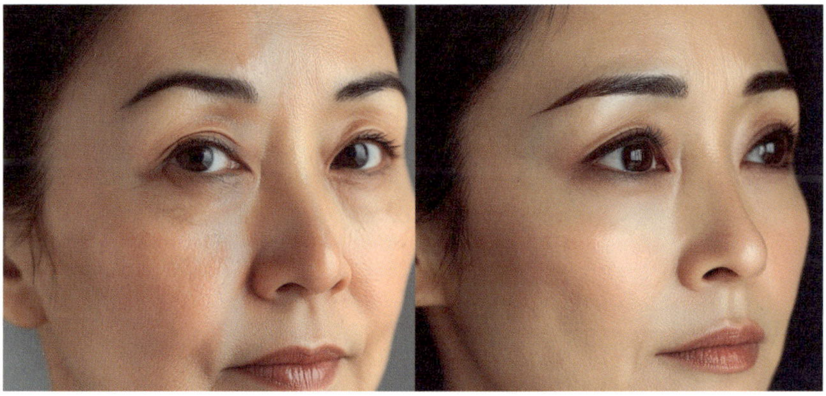

그림 4 | 눈썹 모양도 유행을 따라야 한다. 일이 바빠지면 눈썹을 그리는 것이 매우 귀찮은 아침 일상이 된다. 그래서 반영구 화장을 하는 분들이 많다. 이들이 나에게 와서 지우고자 하는 것은 눈썹 문신의 유려한 곡선의 꼭대기 부분이나 눈썹 문신 꼬리의 끝인 경우가 많다. 문신이 지속되는 시간보다 유행이 변하는 세월이 짧기 때문이다. 1990년대 대학생 시절에 제일 예쁜 한국의 연예인은 황신혜 씨였다. 유려한 곡선의 눈썹이 인상적이었다. 지금도 미국에서는 그런 스타일로 눈썹화장을 하는 것 같다. 첫 사진은 생성형 AI에게 미국 스타일의 반영구 화장을 그리도록 지시한 것이다. 아래는 같은 조건에서 한국 스타일의 눈썹 화장이라고 글자를 바꿔서 입력한 결과이다. 2012년 건축학개론이라는 영화 이후 수지 씨가 국민 첫사랑이라는 타이틀을 얻은 이후 우리나라에서는 일자 모양의 눈썹 화장이 유행하였다. 그래서인지 아래 사진은 문신 모양이 다르다. 한 지역에서 20년이면 철 지난 패션이고, 같은 시대에도 지역에 따라서 그 선호되는 눈썹의 모양이 다르다. 화장은 이에 대응이 가능하지만, 반영구 화장은 유행에 대응할 수 없다.

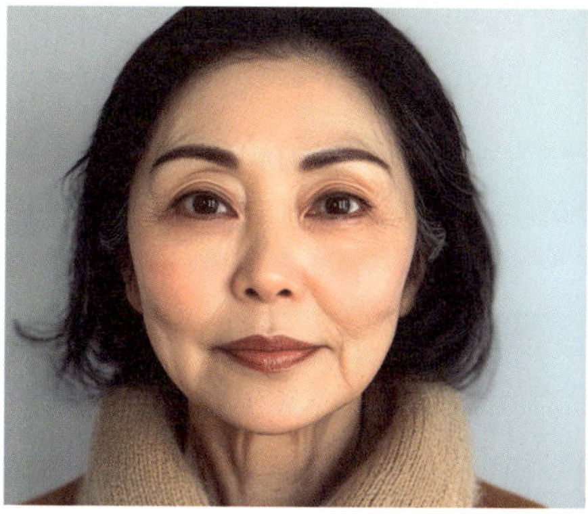
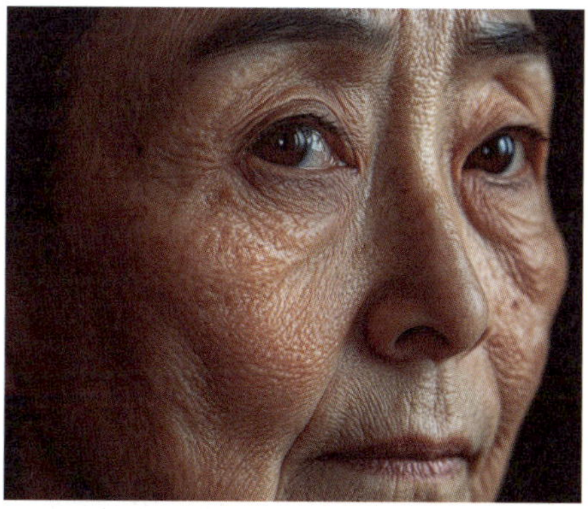

그림 5 | 시간은 모든 것을 변하게 한다. 동일한 사람이 아닌 프롬프트 입력에 의해 생성된 그림이라 눈썹 문신의 모양이 조금 다르다. 하지만 반영구 화장을 한 자신의 모습이 세월이 흘러 어떻게 변할지를 예상하는 데는 도움이 될 것이다. 처음 새긴 반영구 화장의 아름다운 색도 세월이 지나면 점차 흐려진다. 문신의 경계부로부터 잉크가 서서히 퍼져서 주변 피부는 푸르스름해진다. 중앙의 피부에도 위에 화장하지 않으면 문신의 푸른빛만 드러난다. 그리고 그림에서는 표현되지 않았지만, 우리는 나이가 들면서 눈썹의 위치가 아주 서서히 위로 올라간다. 이유는 윗눈꺼풀의 탄력 감소와 처짐으로 인해 시야가 가려지는 현장을 보상하기 위해서 이마의 근육이 계속 긴장하게 되고 이에 따라서 이마에 주름도 깊어지고 눈썹의 위치도 변한다. 아직 인공지능이 세월의 흐름에 따른 해부학적 변화까지는 잘 표현하지 못하는 한계가 있다. 유행의 변화뿐 아니라, 시간에 의한 반영구 화장의 색조 및 눈썹 위치의 변화가 문신을 지우고자 하는 이유가 된다.

2 사회적 인식과 문제

문신에 대한 인식은 문화와 지역에 따라 다를 수 있다. 특정 문화에서는 문신이 전통과 정체성을 나타내는 중요한 요소로 여겨지기도 한다. 오늘날 많은 사회에서 문신이 예술적 표현이나 개인의 자유로 받아들여지면서 긍정적인 인식이 확산되고 있다. 하지만 일부 사회에서는 여전히 문신은 부정적으로 받아들여지고 있다. 문신이 반항적이거나 비행과 연관된 이미지로 여겨질 수 있기 때문이다. 일부 직종이나 회사에서는 문신을 이유로 취업을 제한하거나 규제하기도 한다. 특히 문신이 잘 보이는 부위에 있으면 문제가 된다. 금융, 교육, 보건의료 등의 보수적인 분야에서는 문신이 직업적 이미지에 부정적인 영향을 미칠 수 있다. 또한, 회사나 조직의 복장 규정에 따라 문신을 가리는 것이 요구될 수 있다. 이는 문신이 드러나는 부위에 따라 직업적 제약이 생길 수 있음을 의미한다.

프랑스 파리 근처의 유치원 교사인 실비앙 엘렌(Sylvain Helaine)은 얼굴과 손, 혀를 포함한 전신과 눈의 흰자까지 검게 문신을 한 매우 특이한 외모를 지니고 있었다. 2019년에 한 학부모가 자신의 3세 아이가 엘렌의 외모를 보고 악몽을 꿨다고 학교 측에 민원을 제기하는 일이 발생하였다. 이후 학교 측은 엘렌이 유치원 어린이들을 가르치는 것은 부적절하다고 판단하였고, 그는 유치원 교육에서 배제되었다. 그러나 엘렌은 초등학교 고학년 학생들을 가르치는 일은 계속할 수 있었다. 엘렌은 그는 문신이 그의 외모에만 영향을 미칠 뿐, 자신이 아이들을 가르치는 능력에는 아무런 영향이 없다고 말했다. 그는 교육의 본질은 외모가 아닌 교사의 능력과 가치관에 달려있다고 주장하며, 아이들이 처음에는 그의 외모에 놀라기도 하지만 시간이 지나면 그를 받아들이고 존경한다고 말했다. 또한, 엘렌은 "나를 보고 자란 아이들은 성인이 됐을 때 인종차별을 하거나 동성애를 혐오할 가능성이 작고 더 개방적일 것"이라고 말했다. 이 사건은 프랑스와 전 세계적으로 큰 논란을 불러일으켰으며, 예술적 표현의 자유와 교육 현장에서의 적절성 간의 경계에 대한 논의를 촉발했다. 이 사건은 문신이 개인의 예술적 감성 표현의 영역으로 무한히 자유로운 행위가 아닌 사회적인 인식의 영역에서 어느 정도의 제한을 받을 수 있는 행위라는 것의 한 예가 될 수 있을 것이다.

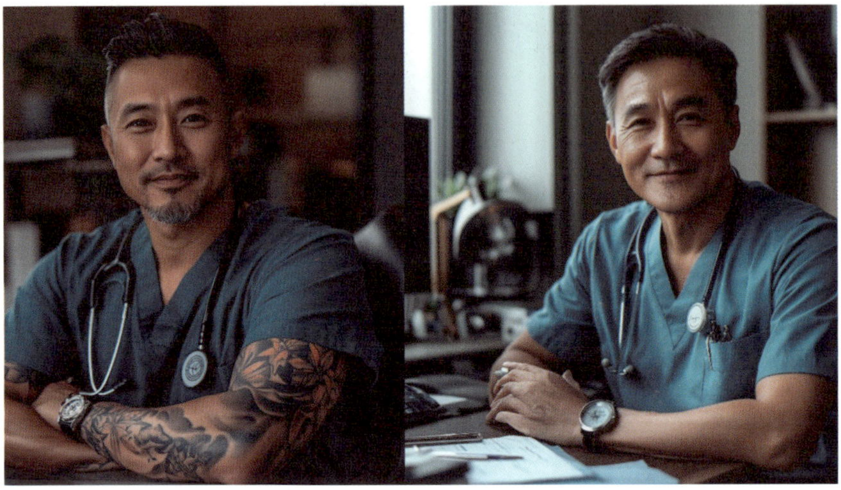

그림 6 | 문신한 의사에게 진료받는 기분은? 여러분이 느끼는 그 이유로 문신을 한 의사를 찾기 어렵다. 문신은 개인의 표현의 자유라고 이야기하지만, 문신을 한 개인은 사회 속에서 또 다른 개인과 함께 살아간다. 나의 표현 방식이 나를 만나는 사람에게 부정적인 인상을 주거나 나의 신뢰성을 떨어뜨리거나 한다면 스스로에게 손해가 되는 일이라고 생각한다.

3 문신으로 인한 사회적 문제

특정 문양이나 상징이 다른 문화권에서 부정적인 의미를 가질 수 있다. 이를 제대로 이해하지 않고 문신을 새기면 문화적 갈등이 발생할 수 있다. 특정 문화나 부족의 전통 문양을 이해하지 않고 문신으로 새기는 경우, 문화적 도용으로 간주될 수 있으며 해당 문화 구성원들에게 불쾌감을 줄 수 있다.

문신 시술이 비위생적으로 이루어질 경우 B형, C형 간염 바이러스에 의한 간염, 매독, 에이즈(AIDS)등 감염의 문제가 발생할 수 있다. 많은 스포츠 스타가 문신을 하지만, 크리스티아누 호날두(Cristiano Ronaldo)는 문신을 하지 않는다. 그 이유는 그가 헌혈을 자주 하기 때문이다. 문신을 하면 혈액으로 전파될 수 있는 질환에 걸릴 수 있기 때문에, 문신 시술 6개월에서 1년 이내에는 헌혈을 할 수 없다. 호날두는 정기적으로 헌혈을 통해 혈액 기부 활동을 해오고 있으며, 골수 기증자 등록도 되어 있다. 이는 그가 단순히 축구 선수의 역할뿐만 아니라, 사회적 책임과 기부 활동에도 깊은 관심이 있음을 보여준다.

4 우리 사회 내부의 문신에 대한 역학적 연구

피부과 전문의는 문신에 대한 국내 역학적 연구를 시행해 왔다. 아래 두 가지 연구를 통해 우리가 확인할 수 있는 사실은 다음과 같다. 대부분 10대 후반에 처음 문신이 시행되었고, 대다수가 사회적인 제약 등으로 인해 문신 지우기를 희망한다는 것이다. 그래서 우리는 문신을 처음 접하게 되는 10대에게 문신 시술 후 발생할 수 있는 일들에 대해서 더 충분한 정보를 제공해 주어야만 한다.

2006년 11월부터 2010년 8월까지 서울 소재 교정 시설에 수감 중인 98명의 문신을 가진 수형자들을 대상으로 설문조사와 임상적 관찰을 통해 "수형자의 문신에 대한 임상적 고찰"이라는 연구를 수행하였다. 문신을 처음 새긴 평균 연령은 18.5세였고, 사춘기 시절의 호기심(48.0%)이 가장 큰 문신 동기로 나타났으며, 일순간의 충동(13.3%)도 중요한 동기로 보고되었다. 16.3%의 수형자에서 문신 후 부작용이 발생했으며, 주로 알레르기 반응과 비후성 반흔이 관찰되었다. 응답자의 80.6%가 문신을 후회하고 있으며, 79명의 수형자 중 35.4%가 사회적 부담과 부끄러움 때문에 문신 제거를 희망했다.

또 다른 문신 실태 연구로서 2010년 9월부터 2011년 7월까지 문신이 있는 대한민국 젊은 남성 223명을 대상으로 설문조사와 신체검사를 통해 시행한 "젊은 한국 남성의 문신에 대한 임상적 연구'가 있다. 문신을 처음 받은 평균 연령은 19세였고, 문신을 하게 된 가장 큰 동기는 호기심(43.2%)이었으며, 미용상 이유(19.4%)도 중요한 동기로 나타났다. 문신 후 부작용이 발생한 경우는 13.9%로, 국소 감염이나 색소 침착 등을 겪었으며, 응답자의 67.3%가 자신의 문신에 대해 부정적인 태도를 보였다. 문신을 제거하고 싶은 가장 큰 이유는 사회적 제약(예: 취업, 결혼 등) 때문이었으며, 그 비율은 38.2%였다.

그래도 완전히 지우기는 어렵다.

문신 제거 치료는 대부분의 경우 성공적이지만, 때때로 예상치 못한 결과나 부작용으로 인해 만족스럽지 못한 결과를 초래할 수 있다. 이러한 경우들은 여러 가지 요인에 의해 발생할 수 있으며, 각각의 상황에 따라 달라질 수 있다. 피부과 전문의로서 시술이 잘된 반영구 화장을 제외한 문신을 지우는 작업은 별로 하고 싶지 않은 일이다. 특히 컬러 문신이나 프로페셔널 문신의 경우가 그러하다. 피부 질환 환자를 진료하는 것보다 짧은 시간에 돈을 많이 벌 수 있기 때문에 선호할 것으로 생각할 수도 있지만, 적어도 본인의 경우는 문신제거 환자를 좋아하지 않는다. 그 이유는 아래와 같다.

첫 번째 이유는 문신을 지우는 과정을 환자에게 이해시키기가 어렵기 때문이다. 대부분의 환자는 문신을 지우는 과정을 마치 연필로 종이 위에 쓴 낙서를 지우개로 지우는 것으로 생각하고 병원에 온다. 하지만 문신을 지우는 과정은 양파 껍질을 까는 것과 비슷하다. 한 꺼풀, 한 꺼풀을 한 달 간격으로 수개월에 걸쳐서 벗겨 내는 과정이다. 문신 위 피부에 레이저를 조사하면 표면에서 가까운 문신 잉크들이 산산조각이 나게 되고, 한 달의 시간을 거쳐서 염증세포들이 잘게 쪼개진 문신 조각들을 탐식하여 림프관을 통해서 빠져나가면서 서서히 문신이 흐려지게 된다. 이때 깊게 새겨지거나 잉크의 밀도가 매우 높은 곳은 레이저로 인한 색소의 파괴가 충분하게 일어나지 않으므로 레이저 치료의 효과가 떨어진다. 인간의 손으로 하는 일이기 때문에 시술자의 숙련도에 의해서 결정되는 부분이지만, 레이저 치료를 시작하기 전에는 얼마나 균일하게 시술이 잘 되었는지를 가늠하기 어려운 경우도 많다. 따라서, 환자가 보기엔 간단해 보여도 실제로는 그렇게 간단하지 않은 문신이 종종 있다. 혼합된 안료의 색상에 따라 각각 다른 레이저를 이용해서 한 번에 한 가지 색깔만 제거할 수 있다. 예를 들면 갈색의 문신은 먼저 한 달 간격으로 레이저를 해서 검은색을 다 제거한 후 남은 붉은색을 다른 파장의 레이저를 이용해서 제거해야만 한다. 가끔은 반영구 화장을 한 환자가 일직선이나 곡선으로 선을 잘 맞춰서 제거해 달라고 하거나 그러데이션(gradation)을 살려서 색만 자연스럽게 옅게 해 달라는 경우도 있다. 레이저의 광선은 대체로 4mm 직경의 원형이므로 나무 설압자 등으로 가리지 않고는 가지런한 선형의 경계를 유지하면서 제거하기 어렵고, 그러데이션을 살리는 것은 불가능하다.

두 번째 이유는 문신 제거 시술의 결과가 환자의 기대를 충족시키기 어렵기 때문이다. 문신 제거 후에도 잉크의 일부가 남아있어 문신이 희미하게 보이거나 지저분한 얼룩처럼 보일 수 있다. 녹색, 노란색 등은 특정 레이저 파장에 반응하지 않거나 반응이 약할 수 있기 때문이다. 또한, 문신이 깊게 새겨져 있거나 여러 층에 걸쳐 있는 경우에는 레이저 광선이 모든 층에 도달하지 못할 수 있기 때문에, 문신의 일부는 제거되었지만, 다른 부분은 여전히 보이는 상태가 될 수 있다.

세 번째는 문신 제거술로 인한 부작용이 흔하게 발생하기 때문이다. 염증 후 색소 침착증(PIH, postinflammatory hyperpigmentation)처럼 레이저 시술 후 피부가 과도하게 색소를 생성하여 시술 부위가 어두워져서, 문신 제거 부위가 원래 피부색보다 어두워져 미관상 좋지 않을 수 있다. 이런 경우는 문신이 남아있는 것이 아니라 멜라닌 색소의 증가에 의한 것이므로 자외선 차단제와 미백 크림을 바르고 수 주 지나면서 과색소침착을 호전시킬 수 있다. 레이저가 멜라닌 세포를 손상시켜 색소가 줄어들면서 시술 부위가 주위보다 밝아질 수 있다. 이 경우는 피부가 얼룩덜룩하게 보일 수 있으며, 수개월 지나면서 저절로 좋아지는 경우도 있지만 대체로 치료가 잘 안되므로 피부과 전문의에게 진료를 받고 적절한 치료를 받아야 한다. 반복되는 레이저 시술 또는 진피 깊은 곳에 있는 문신 색소를 파괴하기 위해 높은 에너지를 사용하게 되는 경우 피부에 흉터가 생기는 경우도 있다. 켈로이드처럼 튀어나온 흉터가 되기도 하고 섬유화된 흰색의 반질반질한 흉터가 생기기도 한다. 또한, 이런 흉터가 이전 문신을 새기는 과정에서 이미 생겼다가 피부에 위치

한 색소가 사라지면서 눈에 띄게 되는 경우도 있다. 레이저 시술 후 눈썹이 타는 경우도 흔히 발생하지만, 영구적으로 제모가 되는 경우는 매우 드물다. 주로 Q-스위치 레이저를 이용해서 눈썹 문신이나, 아이라인 문신을 지울 때 많이 발생하지만, 피코초 레이저로 문신을 제거할 때도 시술 횟수가 많거나 깊은 곳의 색소를 지우기 위해서 에너지를 높여서 레이저를 조사는 경우에도 발생할 수 있다. 잘못된 문신을 교정하기 위해 흰색 색소를 사용해서 교정한 부분에 Q-스위치 레이저를 조사하는 경우에는 해당 부위의 피부가 검게 변한다. 이전에는 이런 경우 치료가 매우 어려웠으나, 현재는 피코초 레이저가 있다면 쉽게 해결할 수 있는 문제이다.

종종 문신 제거 결과가 기대에 미치지 못해 미관상 만족스럽지 않을 수 있다. 이는 일부에서 시술자의 경험 부족, 적절하지 않은 레이저 선택 또는 잘못된 레이저 설정 등이 원인일 수도 있다. 따라서, 숙련된 피부과 전문의와 치료 계획을 세심하게 논의하여 기대치를 현실적으로 설정하는 것이 필요하다. 일반적으로 문신의 크기, 색상, 깊이 등에 따라 여러 번의 시술이 필요할 수 있다. 간혹 예상보다 더 많은 시간과 비용이 들 수 있으며, 이에 따라 불만족이 발생할 수도 있으므로, 시술 전 충분한 상담을 통해 예상 시술 횟수와 비용을 미리 파악하는 것이 필요하다.

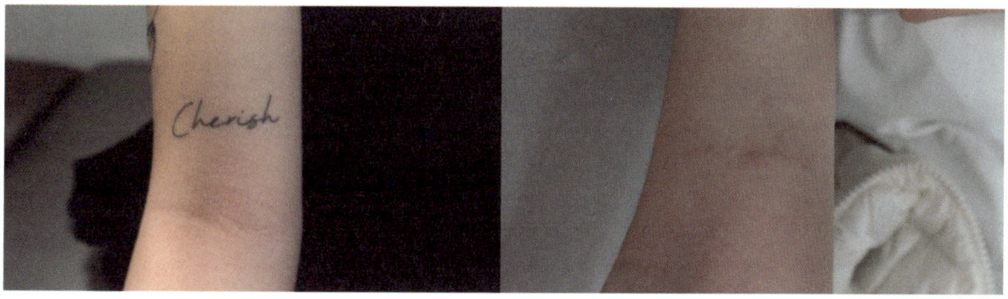

사진 5 | 붉은 색 문신은 다른 파장의 빛을 가진 레이저로 지워야 한다. 본 사진은 250피코초의 펄스폭을 가진 1,064nm Nd:YAG 레이저인 원텍사의 "피코케어 마제스티"와 600피코초 755nm 알렉산드라이트 레이저인 "피코 알렉스" 두 개의 피코초 레이저를 한 번의 치료 세션에 같이 사용하여 1~2달 간격으로 총 17회 문신 레이저 제거술을 시행한 환자의 전후 사진이다. 현재로서 문신 제거 효과가 가장 높은 피코초 레이저를 2종류를 동시에 사용하여 치료하여 문신의 형태는 없어졌지만, 여전히 흐린 자국은 남아 있다. (본 사진의 저작권은 원텍이 가지고 있다.)

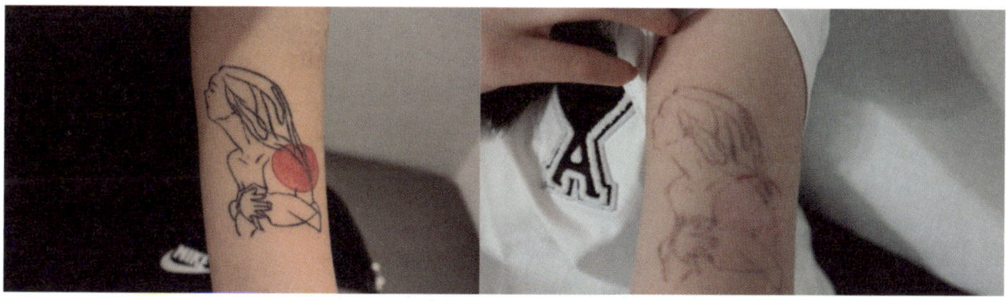

사진 6 | 넓은 면적의 전문가 문신은 제거 시 심한 통증을 유발한다. 이 환자의 경우는 문신제거 레이저 시술 시 통증이 너무 심해서 연고 마취로는 아픔을 참지 못했다. 그래서 주사 마취를 시행 후, 1,064nm, 755nm 피코초 레이저와 1,064nm Q스위치 Nd:YAG 레이저까지 3종류의 레이저를 한 세션에 모두 시행하였다. "피코케어 마제스티", "피코 알렉스", "파스텔" 레이저의 순으로 시행하였으며, 레이저 조사 직후에 그 부위에 약하게 하얀색 프로스팅이 생기고 수 분에서 20분 이내 프로스팅이 소실된 후 다른 레이저를 순차적으로 조사하였다. 극심한 통증으로 인해 마취 주사를 맞아가면서 1~2달 간격으로 총 16회 시술을 시행하였음에도 불구하고 완전히 제거하는 것은 어렵다. (본 사진의 저작권은 원텍이 가지고 있다.)

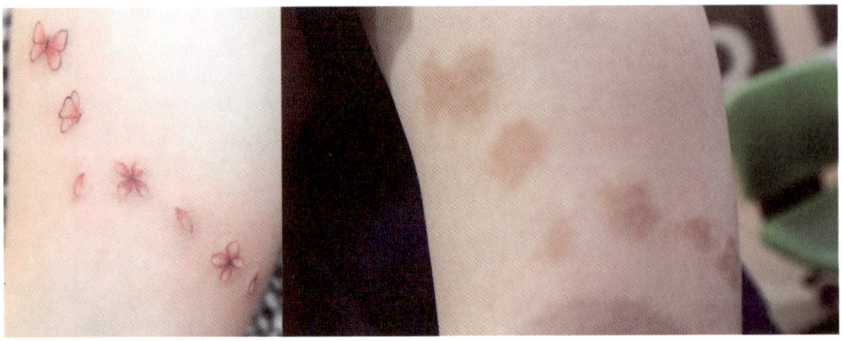

사진 7 | 빨간색 문신은 지우기 어렵다. 붉은색 나비와 꽃 문신은 190피코초의 532nm Nd:YAG 레이저인 원텍의 "피코케어 마제스티"를 이용하여 치료하였다. 같은 레이저의 다른 파장인 250피코초 1,064nm의 광선을 이용해서 검은 테두리와 흰색 문신을 지웠다. 흰색의 문신 잉크는 Q스위치 레이저와 같은 기존의 문신제거 레이저 광선에 의해 검은색으로 변하며 제거하기가 매우 어려웠다. 다행히도 피코초 레이저의 개발로 인해서 이런 것들도 더 쉽게 제거할 수 있게 되었다. 오른쪽은 매달 한 번씩 총 10회의 치료를 시행한 상태의 사진으로 문신의 잉크는 많이 제거되었지만, 부서진 색소가 주위의 피부로 번지고 있음을 확인할 수 있다. 또한 강한 레이저의 조사로 인한 점상 출혈 발생과 점상 출혈이 낫는 과정에서 일시적인 과색소 침착증이 같이 보이므로 문신이 더 지저분해 보인다.

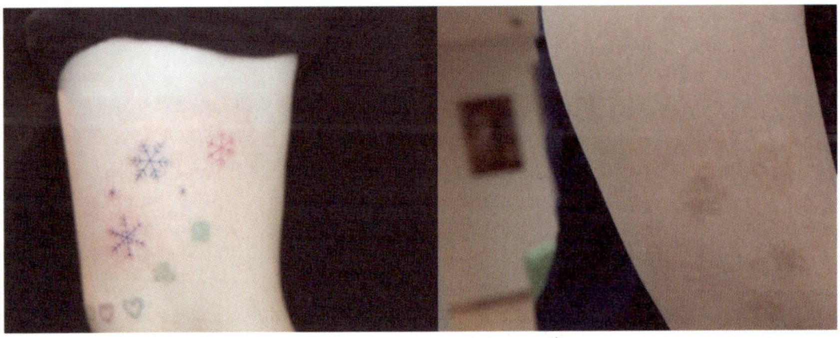

사진 8 | 초록색, 파란색 문신의 제거를 위해서는 다른 알렉산드라이트 레이저가 필요하다. 본 사진은 600피코초 755nm 알렉산드라이트 레이저인 "피코 알렉스"를 주로 사용하여 1달 간격으로 총 10회 문신 레이저 제거술을 시행한 환자의 전후 사진이다. 초록색과 파란색 문신 잉크는 특정 파장의 레이저에 잘 반응하기 때문에 기존의 Q스위치 Nd:YAG 레이저로는 효과가 별로 없다. 붉은색의 문신은 190피코초의 532nm Nd:YAG 레이저를, 검은색 테두리는 250피코초의 펄스 폭을 가진 1,064nm Nd:YAG 레이저인 원텍사의 "피코케어 마제스티"를 이용하여 제거하였다. 10회 치료 후 약간의 흔적만 남긴 채 거의 제거된 모습을 볼 수 있다.

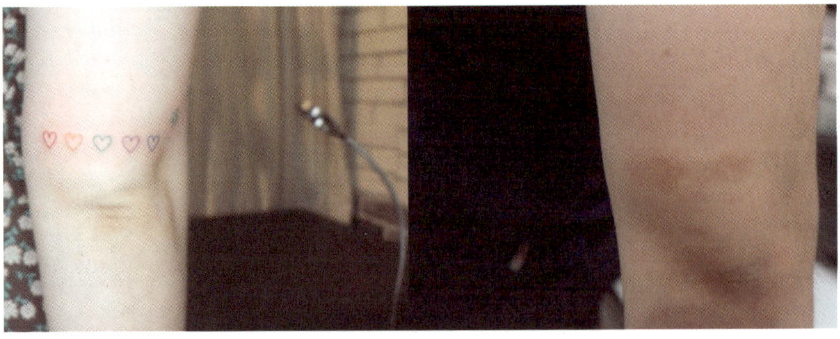

사진 9 | 컬러 문신은 지우기 어렵다. 노란색 하트는 붉은색과 같은 532nm 레이저를 사용하고, 초록색, 파란색은 755nm 레이저를 사용한다. 총 10회 문신 레이저 제거술을 시행한 환자의 전후 사진이다. 마지막 사진의 염증 후 색소 침착증은 여러 차례 레이저 토닝을 하면 없어질 것으로 생각된다.

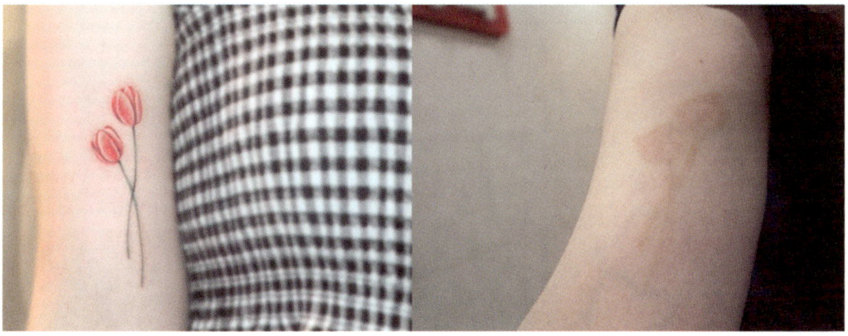

사진 10 | 장미 문신도 시든다. 초록색 장미 줄기는 600피코초 755nm 알렉산드라이트 레이저와 250피코초 1,064nm Nd:YAG 레이저, Qs Nd:YAG 레이저를 한 세션에 수 분의 시간 차를 두고 한꺼번에 사용하여 치료하였다. 빨간색 장미는 190피코초의 532nm Nd:YAG 레이저와 250피코초 1,064nm Nd:YAG 레이저, Qs Nd:YAG 레이저를 한 번에 사용하여 치료하였다. 흰색 문신은 250피코초 1,064nm Nd:YAG 레이저로 치료하였다. 10회의 시술 후 붉은색 잉크는 거의 제거되었으나 부분적인 색소 저하증이 발생하였고, 장미 줄기에는 초록색 잉크가 제거된 부분에 노란색이 남아 있음을 확인할 수 있다. 이 부분은 532nm 레이저를 다시 추가해서 시술해야만 한다. 컬러 문신은 잉크를 조합해서 사용하는 경우가 많은데 이런 경우는 각각의 색깔에 맞는 레이저를 이용해서 각각의 잉크를 따로따로 제거해 줘야 한다.

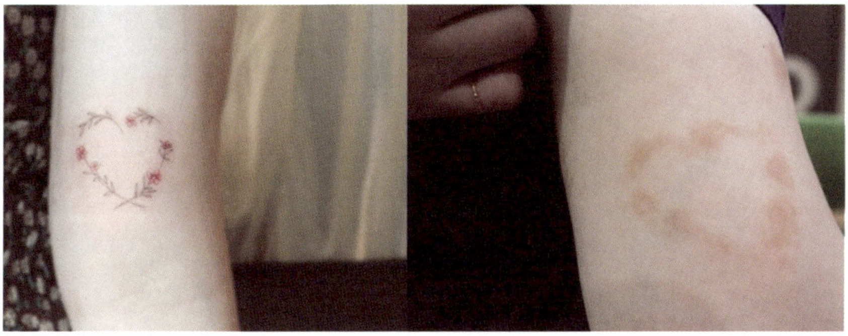

사진 11 | 전문가 문신은 아주 얇은 선도 지우기가 어렵다. 우리는 문신을 지우는 과정을 종이에 낙서를 지우개로 지우는 것이나 찌든 때를 빨래하는 것과 비슷하게 생각한다. 하지만 프로가 한 문신은 다르다. 아주 가는 선으로 문신을 하더라도 많은 양의 잉크를 주입하기 때문인지 문신 잉크가 주위 피부 조직으로 확산되거나 분해되는 것을 억제하는 특별한 성분을 첨가하는 것 때문인지 생각보다 제거하기가 어렵다. 가늘고 단순한 검은 선을 제거하기 위해서 250피코초 1,064nm Nd:YAG 레이저와 Qs Nd:YAG 레이저를 동시에 10번 치료하였으나 아직도 선이 흐리게 보인다.

References

1. 김재훈, 박수영, 초보 타투이스트를 위한 이야기, 계축문화사, 2022년

2. 장인석, 나도 타투이스트 되기, 메이킹북스, 2021년

3. 조명신, 타투하는 의사, ㈜스리체어스, 2022년

4. 오용태, 타투이스트, 도서출판 한수, 2018년

5. 이진명, 영구 문신과 반영구 화장의 실제, 도서출판 여문각, 2005년

6. 문신에 대한 한국인의 인식. 이상훈, 이충혁, 최응호, 김정수, 박미연, 정찬우, 이상준. 대한피부과학회지 2021 ;59(1):15-24.

7. 반영구 눈썹 문신의 지연성 부작용 2예: 육아종성 반응에 대한 국내 문헌고찰 및 증례 보고. 홍은선, 이정덕, 조상현, 우유리, 김혜성. 대한피부과학회지 2020 ;58(5):334-339.

8. 붉은색 영구 문신에 의한 육아종 반응 1예. 황선욱, 김상현, 오두진, 이드보라, 김정욱, 박성욱. 대한피부과학회지 2008 ;46(3):408-411

9. 수형자의 문신에 대한 임상적 고찰. 이정연, 정혜정, 김민수, 최연진, 이두락, 안지영, 박미연. 대한피부과학회지 2011 ;49(5):398-408.

10. 젊은 한국 남성의 문신에 대한 임상적 연구. 이형래, 김미선, 한태영, 손숙자, 이현경, 이홍선. 대한피부과학회지 2012 ;50(3):212-220.

11. A retrospective analysis of the influencing factors and complications of Q-switched lasers in tattoo removal in China. Mengli Zhang, Xiangdong Gong, Tong Lin, Qiuju Wu, Yiping Ge, Yuqing Huang, LiYu Ge. J Cosmet Laser Ther. 2018 Apr;20(2):71-76. doi: 10.1080/14764172.2017.1376096.

12 Chemical purity and toxicology of pigments used in tattoo inks. Henrik Petersen, Dirk Lewe. Curr Probl Dermatol. 2015:48:136-41. doi: 10.1159/000369647.

13. Comparing the efficacy and safety of laser treatments in tattoo removal: A systematic review. Gurnani P, Williams N, Al-Hetheli G, Chukwuma O, Roth R, Fajardo F, Nouri K. J Am Acad Dermatol. 2022 Jul;87(1):103-109. doi: 10.1016/j.jaad.2020.07.117.

14. Comparison of Q-switched Nd:YAG laser alone versus its combination with ultrapulse CO2 laser for the treatment of black tattoo. Mithila Vanarase, Ram Krishan Gautam, Pooja Arora, Sonali Bajaj, Neha Meena, Ananta Khurana. J Cosmet Laser Ther. 2017 Oct;19(5):259-265. doi: 10.1080/14764172.2017.1314506.

15. Comparison of two picosecond lasers to a nanosecond laser for treating tattoos: a prospective randomized study on 49 patients.A Lorgeou, Y Perrillat, N Gral, S Lagrange, J-P Lacour, T Passeron. J Eur Acad Dermatol Venereol. 2018 Feb;32(2):265-270. doi: 10.1111/jdv.14492.

16. Current knowledge of the degradation products of tattoo pigments by sunlight, laser irradiation and metabolism: a systematic review. Tristan R Fraser, Kirstin E Ross, Ula Alexander, Claire E Lenehan. Review J Expo Sci Environ Epidemiol. 2022 May;32(3):343-355. doi: 10.1038/s41370-021-00364-y.

17. Dealing with tattoos in plastic surgery. Tattoo removal. N Malca, L Boulart, W Noel, A de Runz, M Chaouat, M Mimoun, D Boccara. Ann Chir Plast Esthet. 2017 Apr;62(2):e15-e21. doi: 10.1016/j.anplas.2016.09.005.

18. From Technique of Tattooing to Biokinetics and Toxicology of Injected Tattoo Ink Particles and Chemicals. Jørgen Serup. Curr Probl Dermatol. 2017:52:1-17. doi: 10.1159/000450773.

19. Lasers for tattoo removal: a review. Sonal Choudhary, Mohamed L Elsaie, Angel Leiva, Keyvan Nouri. Review Lasers Med Sci. 2010 Sep;25(5):619-27. doi: 10.1007/s10103-010-0800-2.

20. Laser tattoo removal: a review. Kathryn M Kent, Emmy M Graber. Review Dermatol Surg. 2012 Jan;38(1):1-13. doi: 10.1111/j.1524-4725.2011.02187.x.

21. Laser Tattoo Removal: An Update. Lina I Naga, Tina S Alster. Am J Clin Dermatol. 2017 Feb;18(1):59-65. doi: 10.1007/s40257-016-0227-z.

22. Making innovative tattoo ink products with improved safety: possible and impossible ingredients in practical usage. Michael Dirks. Review Curr Probl Dermatol. 2015:48:118-27. doi: 10.1159/000369236.

23. New tattoo approaches in dermatology. Luebberding S, Alexiades-Armenakas M. Dermatol Clin. 2014 Jan;32(1):91-6. doi: 10.1016/j.det.2013.09.002.

24. Optimising laser tattoo removal. Sardana K, Ranjan R, Ghunawat S. J Cutan Aesthet Surg. 2015 Jan-Mar;8(1):16-24. doi: 10.4103/0974-2077.155068.

25. Patterns of Reactions to Red Pigment Tattoo and Treatment Methods. Forbat E, Al-Niaimi F. De rmatol Ther (Heidelb). 2016 Mar;6(1):13-23. doi: 10.1007/s13555-016-0104-y.

26. Photostability and breakdown products of pigments currently used in tattoo inks. Urs Hauri, Christopher Hohl. Curr Probl Dermatol. 2015:48:164-9. doi: 10.1159/000369225.

27. Picosecond lasers for tattoo removal: a systematic review. Reiter O, Atzmony L, Akerman L, Levi A, Kershenovich R, Lapidoth M, Mimouni D. Lasers Med Sci. 2016 Sep;31(7):1397-405. doi: 10.1007/s10103-016-2001-0.

28. Safety of a Perfluorodecalin-Infused Silicone Patch in Picosecond Laser-Assisted Tattoo Removal: A Retrospective Review. Feng H, Geronemus RG, Brauer JA. Dermatol Surg. 2019 Apr;45(4):618-621. doi: 10.1097/DSS.0000000000001522.

29. Safety of tattoos and permanent make-up: a reg ulatory view. Michael Giulbudagian, Ines Schreiver, Ajay Vikram Singh, Peter Laux, Andreas Luch. Review Arch Toxicol. 2020 Feb;94(2):357-369. doi: 10.1007/s00204-020-02655-z.

30. Tattoo-Induced Artifacts during Cardiac Magnetic Resonance Imaging: A Case Report: Sung Ha Lim, Jhii-Hyun Ahn1, Seung Phil Hong. Korean J Dermatol 2021 ;59(5):415-416.

31. Tattoos in Psychodermatology. Ilknur Kıvanc Altun ay, Sibel Mercan, Ezgi Özkur. Psych. 2021 July 3(3): 269-278. DOI:10.3390/psych3030021

32. Tattoos: What is their significance? Vivek Khosla, Verghese Joseph, Harvey Gordon. Advances in Psychiatric Treatment 2010 June 16(4):281-287. DOI:10.1192/apt.bp.108.006205

33. Treatment of Cosmetic Tattoos: A Review and Ca se Analysis. McIlwee BE, Alster TS. Dermatol Surg. 2018 Dec;44(12):1565-1570. doi: 10.1097/DSS.0000000000001572.

닫는 글
(문신을 생각하는 젊은 친구들에게)

많은 젊은 친구들이 술김에, 심심해서, 화가 나서, 삶에 대한 절망감으로, 가정불화로 인한 불만으로 혹은 사랑의 서약이나, 스타들의 문신에 대한 모방으로 문신을 한다. 이는 청소년기가 심리적 불안의 시기이면서 그 불안을 넘어 한 개인의 사회적 정체성을 구성해 가는 시기이기 때문이다. 불안에서 벗어나기 위해 집단에 소속되고 자신의 정체성을 구성해 줄 수 있는 본보기가 있어야 한다. 다행히도 우리 젊은이들 대부분은 문신 없이도 이 시기를 잘 견뎌낸다. 그러나 어려움을 겪는 젊은이들에게 문신은 일탈적 정체성을 드러냄으로써 자기만족을 느끼게 하거나 심리적 불안감을 지워주는 장치가 될 수 있다. 그리고 문신이 기성세대의 가치에 저항하는 상징적 기호가 되기도 한다.

여는 글 속의 연예인도 청소년 시기에 문신을 하였다고 한다. 문신을 하는 그 순간에는 긴 시간의 흐름 속에서 스스로를 생각해 볼 여유가 없었을 것으로 생각한다. 그리고 지금의 순간에도 수십 년간 몸에 들어간 잉크가 어떤 일을 일으키는지, 레이저로 산산조각 내버린 잉크들은 또 어떤 위험성이 있는지 모를 것이다. 다만 문신제거가 매우 어려운 일이라는 것은 겪어서 알게 되었을 것 같다.

마지막으로 부디 우리의 아이들이 심리적 불안과 정체성의 혼란 속에서 사회적인 지원을 받지 못해서 문신을 시술하는 일은 없었으면 한다.

서종근

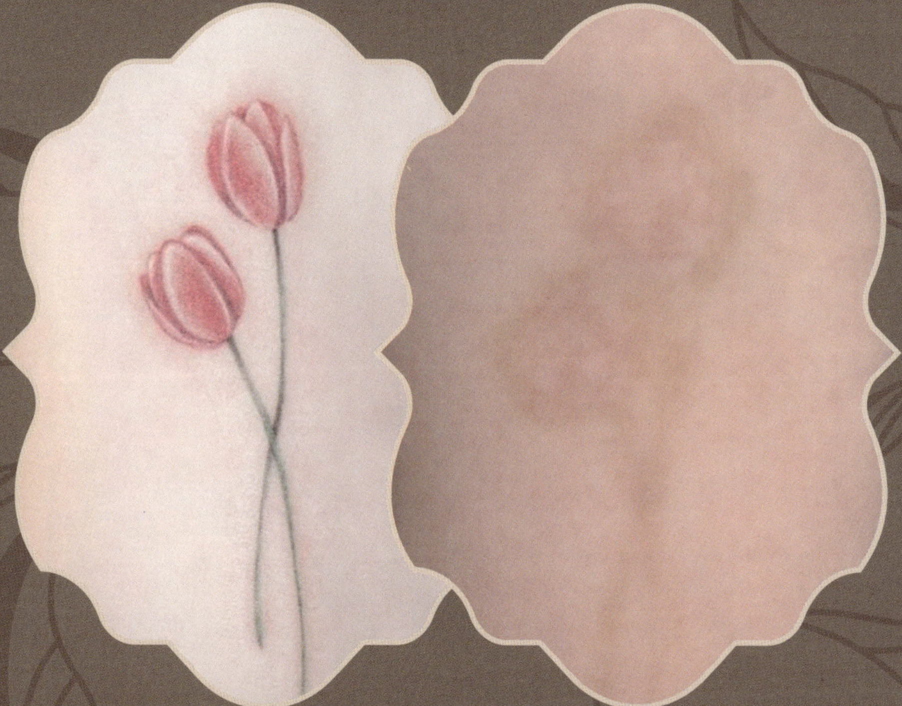

서종근

현) 아카데미피부과 원장

부산대학교 의과대학
메리놀병원 피부과 전공의
부산백병원 피부과 전임의
메리놀병원 피부과 과장
인제대학교 부산백병원 피부과 조교수, 과장

대한피부과의사회 정보이사 (2022-)
대한피부과의사회 학술위원 (2022-)
부울경피부과의사회 수석부회장 (2024-)
전) 부울경피부과의사회 학술이사 (2016-2019, 2022-2023)
전) 부울경피부과의사회 간행이사 (2020-2021)
전) 부울경피부과의사회 학술위원 (2014-2015)

문신을 지우다

발 행 일 2024년 12월 2일
저 자 서종근
발 행 인 윤주원
발 행 처 정우의학서적
편집디자인 고운책방(02-539-0815)
등 록 제 319-2005-4
주 소 (06910) 서울시 동작구 흑석로 13가길 33
전 화 (02) 822-1361
팩 스 (02) 822-1378
이 메 일 ketmowo@hanmail.net
I S B N 979-11-90050-17-3 93510
정 가 12,000원